DÉVELOPPEZ VOS MUSCLES

Grâce aux techniques secrètes chinoises

Ouvrage du même auteur :

Les Secrets du Chi Kong Chinois
Santé - Longévité - Guérison - Puissance intérieure

Éditions **Cristal**
60, avenue Charles-de-Gaulle
92200 Neuilly-sur-Seine.
Tél. et Fax. : 01.46.43.09.24.
E-mail : exclusif.edit@wanadoo.fr

Imprimé en CEE

I.S.B.N. : 978-2-8489-5083-9

DANIEL C. BRAIBANT

DÉVELOPPEZ VOS MUSCLES

Grâce aux techniques secrètes chinoises

EDITIONS
CRISTAL

Introduction

Vous tenez entre vos mains une méthode révolutionnaire pour développer une musculature puissante et harmonieuse.

Que ce soit dans votre vie privée ou votre milieu sportif, avec cette méthode, vous aurez plus d'assurance, de confiance en vous et de bien être physique. On vous regardera avec plus de respect, d'admiration et de considération.

Grâce à cette méthode, vous n'aurez pas besoin d'appareils coûteux, ni de vous rendre dans une salle de "gym". **Vos muscles se développeront naturellement au maximum de leurs capacités, sans aucun risque de**

blessure à craindre. En effet, tout dans cette méthode est conçu pour vous apporter une efficacité maximum, sans aucun risque.

Très vite vous constaterez de très nets et surprenants progrès :

- Vous obtiendrez des bras puissants.

- Vous développerez des pectoraux harmonieux et forts.

- Vous serez doté de cuisses et de mollets d'acier.

- Vos muscles dorsaux et lombaires assureront le maintien total de votre colonne vertébrale et vous garantiront une puissance maximum, quel que soit le sport ou l'activité que vous pratiquez.

Les conditions nécessaires à la réussite de votre entraînement

Avant toute chose, il vous serait grandement utile de bien connaître, tout au moins partiellement, les trajets et les points principaux des méridiens d'acupuncture.

Ceci afin de vous permettre de savoir exactement quels points et quels méridiens sont concernés lors de l'exécution des différents exercices.

Lors de ces techniques de travail sur le corps, une participation active de l'esprit est impérative !

Si vous effectuez les exercices de façon mécanique, comme n'importe quel exercice de gymnastique, vous ne parviendrez à mobiliser que 10 à 20% de votre énergie interne (ch'i).

Ce qui vous donnera 80% de résultats en moins, par rapport à ce que vous pouvez obtenir.

Peut être êtes vous sceptique quant à la possibilité de développer vos muscles sans aucun appareil classique de musculation ?

Une stricte utilisation de la méthode décrite ici vous convaincra totalement du contraire, tant ses effets sont probants et spectaculaires.

La concentration associée à une volonté sans faille, ainsi qu'à une connaissance des circuits de l'énergie interne, vous apporteront, à coup sûr, les résultats escomptés.

Bien sûr, il est impératif de suivre les techniques et le mode d'entraînement à la lettre.

Vous devrez vous conformer à toutes les indications et conseils diététiques fournis ici, ce n'est que de cette manière que vous réussirez avec cette méthode.

L'ensemble des exercices **Synerflex** a été présenté d'une manière simple, claire et compréhensible par tous.

Ceci afin de vous permettre d'obtenir un maximum de résultats en un minimum de temps.

Toutefois, sachez que votre force et votre musculature ne peuvent pas se développer " comme par magie " en 2 ou 3 jours.

Trois mois de pratique régulière et correcte sont requis, mais au bout de ce laps de temps, somme toute raisonnable, vos progrès seront tels que vous n'aurez aucune difficulté à poursuivre votre entraînement.

Porté que vous serez par l'enthousiasme du aux résultats exceptionnels que vous pourrez constater dans le regard de ceux qui vous connaissent.

Plan diététique à suivre pour un maximum de résultats

La nutrition est un des facteurs les plus importants pour vous construire un corps fort, sain et musclé.

Pour que le programme Synerflex soit le plus efficace possible, vous devez suivre ce plan diététique exactement comme il vous est présenté.

Voici, selon vos objectifs, deux plans diététiques complets.

Le premier vous fera gagner de la masse musculaire, le second vous aidera à vous défaire de vos graisses superflues et disgracieuses.

Prise de masse et de puissance

Petit déjeuner :

- Gelée royale.
- 20 g de pollen.
- 2 bananes.
- 30 cl de lait écrémé avec de la poudre d'amandes et de germes de blé.
- 2 oranges pressées.
- Flocons d'avoine au miel.

Déjeuner :

Pour le déjeuner, composez votre menu avec, au choix:

En entrée: salade de carottes râpées, choux blanc ou rouge râpé, salade d'endives.

Utilisez comme assaisonnement du jus de citron et de l'huile d'olive.

Suivi d'un plat de viande (le poulet ou la dinde, sans peau, sont recommandés) ou de poisson, accompagné de riz ou de pâtes.

Pour le dessert mangez des abricots séchés ou des figues.

Prenez, en plus, du ginseng en racine séchées.

30 minutes avant votre entraînement :

Une banane et 10 grammes de pollen

5 minutes après votre entraînement :

Une barre aux céréales et 30 cl de lait écrémé.

Dîner :

En entrée, une soupe de légumes frais.

En plat (au choix), omelette aux champignons, volaille, poisson ou tofu, accompagné de riz ou de pâtes, complets de préférence.

Pour le dessert, du fromage blanc ou des yaourts à 0% sucrés au miel.

Avant de vous coucher :

Prenez 5 gouttes d'huile essentielle de romarin et 3 gouttes d'huile essentielle de sarriette dans un peu d'eau.

Perte des graisses superflues

Petit déjeuner :

- Gelée royale.
- 20 g de pollen.
- 30 cl de lait écrémé avec de la poudre d'amandes et de germes de blé.
- 2 oranges pressées.
- Flocons d'avoine au miel.

Déjeuner :

Pour le déjeuner, composez votre menu avec, au choix:

En entrée: salade de carottes râpées, choux blanc ou rouge râpés, salade d'endives. Utilisez comme assaisonnement du jus de citron et de l'huile d'olive.

Suivi d'un plat de viande (le poulet sans peau et la dinde sont recommandés) ou de poisson, accompagné de salade verte assaisonnée au citron uniquement.

Pour le dessert, un yaourt nature à 0%.

Prenez en plus du ginseng en racine séchée.

30 minutes avant votre entraînement :

Une orange et 10 grammes de pollen.

5 minutes après votre entraînement :

30 cl de lait écrémé

Dîner :

En entrée, une soupe de légumes frais.

En plat (au choix) :

Omelette aux champignons, volaille, poisson ou tofu sans accompagnement.

Pour le dessert, du fromage blanc ou des yaourts à 0%.

Avant de vous coucher :

Prenez 5 gouttes d'huile essentielle de romarin.

SUPPLEMENTS ALIMENTAIRES

Il est conseillé également d'utiliser des suppléments tels que la levure de bière, les germes de blé, les vitamines C et A ainsi que les protéines en poudre, que vous trouverez très facilement dans les magasins spécialisés en diététique sportive.

Ces protéines peuvent être consommées avec du lait écrémé ou de l'eau, en substitut de repas lorsque vous travaillez ou que vous n'avez pas le temps de faire la cuisine.

En suivant l'un de ces deux plans diététiques, ou bien en alternant les deux, vous vous assurerez une excellente hygiène de vie et réaliserez des progrès visibles, palpables, naturels et durables.

La méthode Synerflex

Programme d'entraînement

LA METHODE SYNERFLEX

La méthode Synerflex se présente sous plusieurs aspects différents, mais complémentaires.

Le livre :

Il est entre vos mains.

Le CD audio :

Le CD audio Synerflex est à écouter après CHAQUE séance d'entraînement, et impérativement lors des jours de repos.

D'une durée de 30 minutes, il vous procurera autant de repos qu'une " sieste " de 2 heures, mais, de plus, il est conçu, pour accélérer vos progrès et rendre les séances dix fois plus efficaces ! Pour un maximum d'efficacité écoutez votre CD avec un casque stéréo.

Les DVD (courant 2016) :

Une série de DVD est en préparation. Ils sont très importants pour l'exécution parfaite des mouvements et des respirations, ainsi que la vitesse à laquelle ils doivent être effectués. (Bien que le livre que vous possédez soit suffisant pour les débutants.)

(*Pour vous procurer les DVD et le CD audio, demandez les à votre libraire habituel*).

PROGRAMME D'ENTRAINEMENT

Le programme d'entraînement complet de la méthode Synerflex, se compose de deux parties distinctes, mais absolument complémentaires.

La première partie est à effectuer pendant trois mois consécutifs, en suivant exactement les indications données.

La seconde, intitulée " LE GUERRIER DE PIERRE ", est à pratiquer pendant six mois, dans un cycle de progression qui est, lui aussi, bien spécifié dans la seconde partie de cet ouvrage.

Reposant sur les fondations des deux premières parties de la méthode, "SYNERFLEX" vous apportera un énorme potentiel de force, de puissance et vous gardera une musculature solide, même à un âge très avancé.

Ne commettez surtout pas l'erreur de pratiquer directement la seconde partie avant d'avoir bien maîtrisé la précédente.

Vous allez donc devoir aborder chaque phase de votre entraînement comme si elle était la seule partie que vous ayez à travailler pendant toute votre existence.

Dans cette optique passons à l'étude la première partie, intitulée Synerflex 1.

SYNERFLEX 1

Le programme d'entraînement s'effectue sur 4 jours, trois jours d'entraînement pour les différents groupes musculaires et un jour de repos. Jour de repos pendant lequel vous devrez écouter deux fois, le matin et le soir, le CD audio Synerflex.

- Premier jour : biceps, avant-bras et dos (dorsaux et trapèzes).
- Deuxième jour : triceps, pectoraux et abdominaux.
- Troisième jour : quadriceps, ischios et mollets, deltoïdes et abdominaux.
- Quatrième jour : repos, avec écoute du CD audio, matin et soir juste avant de vous endormir.

LES SERIES

Lorsque vous débuterez votre entraînement, vous n'effectuerez chaque série d'exercices pour un groupe musculaire donné, qu'une seule fois.

Par exemple : pour le premier jour, vous exécuterez une série de 15 répétitions du premier exercice, puis vous passerez au groupe musculaire suivant.

Lorsque vous aurez terminé la série de 5 exercices pour les biceps, vous passerez à celle des avant-bras.

Au bout de deux semaines de pratique régulière, au lieu

de passer au groupe musculaire suivant, vous recommencerez la série encore une fois, et ceci, pour tous les groupes de muscles.

Plus vous aurez l'habitude de vous entraîner et plus vous devrez réduire le temps de pause entre chaque exercice de manière à augmenter l'intensité, le temps de pause idéal étant (à titre indicatif) de 20 secondes.
Mais attention !

- Ne réduisez le temps de récupération que de façon progressive.
- Ne vous forcez jamais à faire un exercice sans avoir récupéré entièrement le souffle.

➔ Pour un débutant, une minute de repos entre chaque exercice est recommandée.

LES EXERCICES

Chaque répétition de chaque exercice doit être exécutée comme si c'était la seule que vous fassiez. Vous devez vous concentrer au maximum sur le ou les muscles travaillés et contracter le plus fortement possible ceux-ci, sans négliger la forme correcte d'exécution et le rythme d'alternance des répétitions.

L'inspiration :

Chaque exercice de Synerflex commence par une inspiration profonde faite par le nez.

A ce moment précis, vous devez visualiser votre énergie, partant du point situé à l'intérieur de votre ventre, juste sous le nombril, pour remplir entièrement le muscle que vous vous apprêtez à contracter.

L'expiration :

A l'expiration, effectuez le mouvement spécifié en contractant fortement le ou les muscles que vous travaillez. Pendant toute la durée de l'expiration et de la contraction, imaginez l'énergie en train de remplir les muscles que vous contractez, renforçant chacune de vos fibres musculaires.

Des stages de formations supérieures à Synerflex seront également disponibles très bientôt. Contactez l'éditeur de ce livre pour avoir de plus amples informations à ce sujet.

Les méridiens :

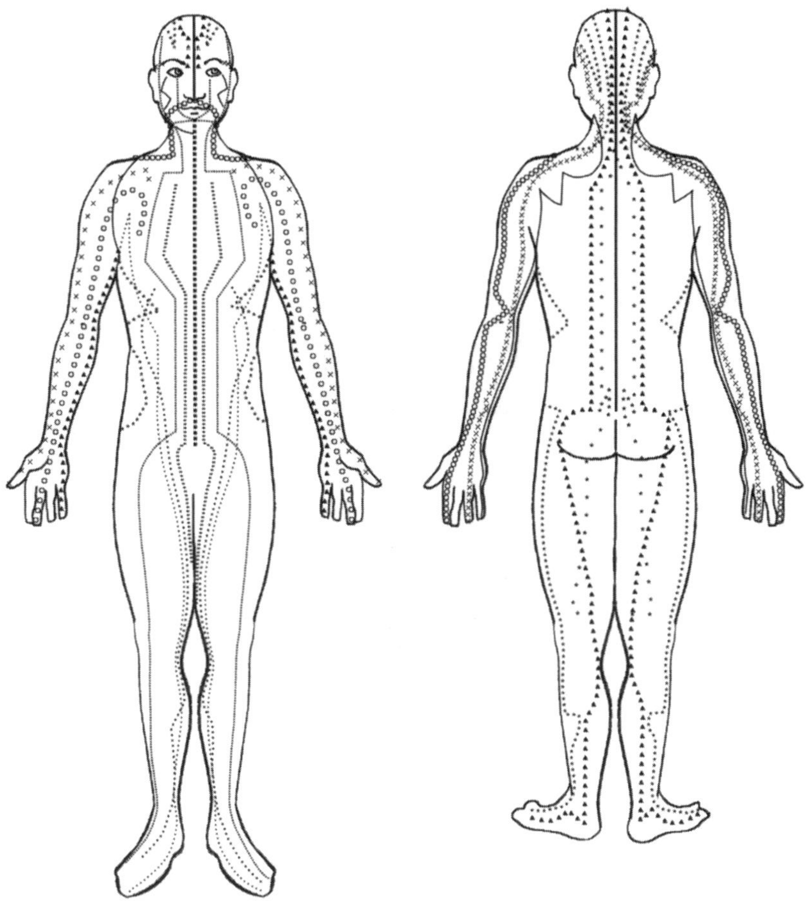

- P : méridien Poumon
- G : méridien Gros Intestin
- C : méridien Cœur
- IG : méridien Intestin Grêle
- MC : méridien Maître du cœur
- TR : méridien Triple Réchauffeur
- RP : méridien Rate-Pancréas
- E : méridien Estomac
- R : méridien Rein
- V : méridien Vessie
- F : méridien Foie
- VB : méridien Vésicule Biliaire
- VC : méridien Vaisseau Conception
- VG : méridien Vaisseau Gouverneur

Les principaux muscles travaillés

Les muscles du torse et de la face antérieure de la jambe

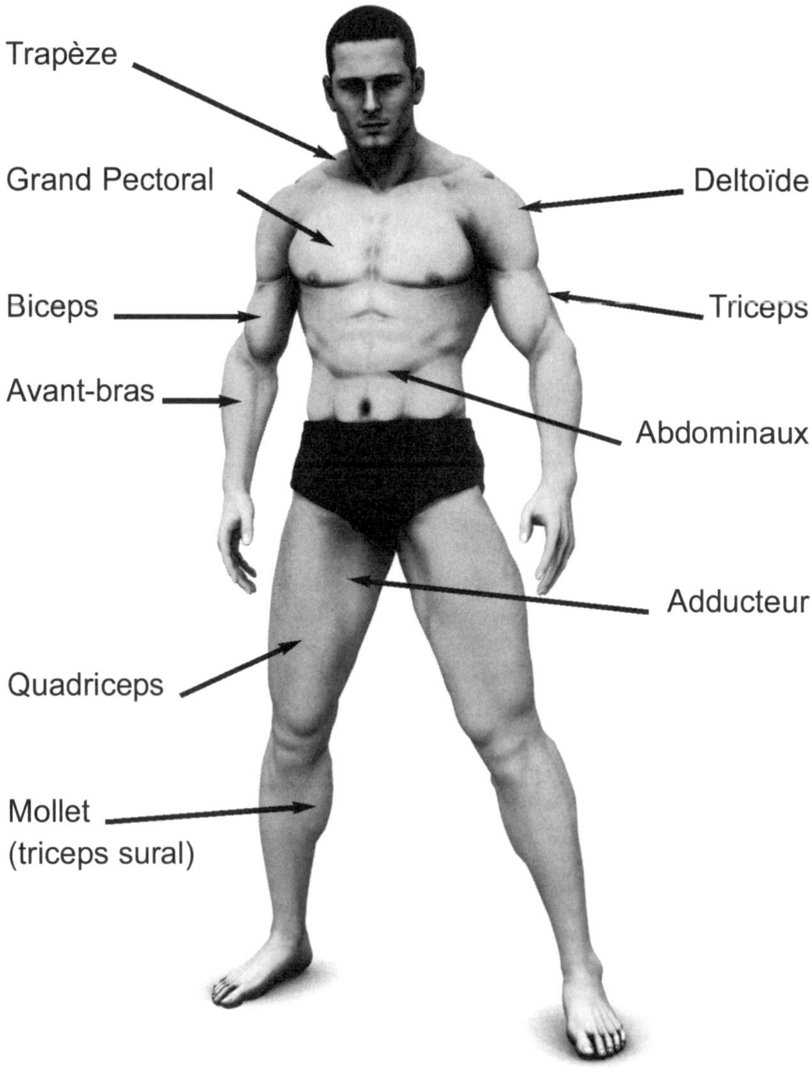

Les principaux muscles travaillés

Les muscles du dos et de la face postérieure de la jambe

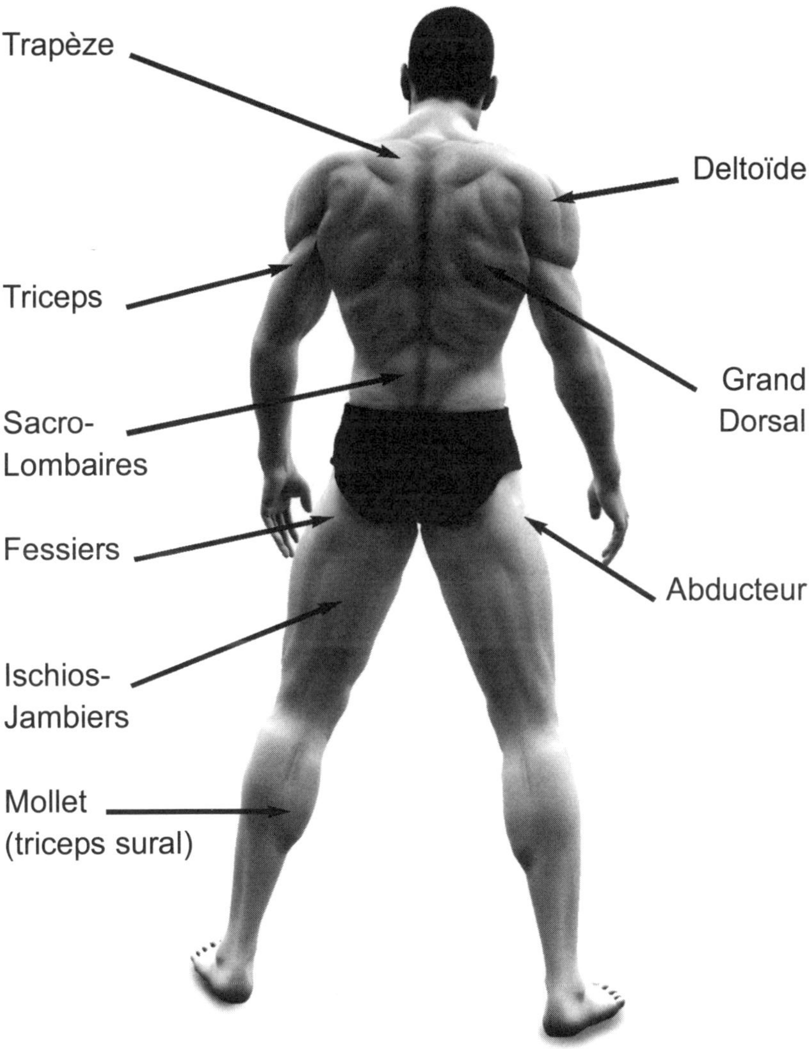

EXERCICES POUR LES BICEPS

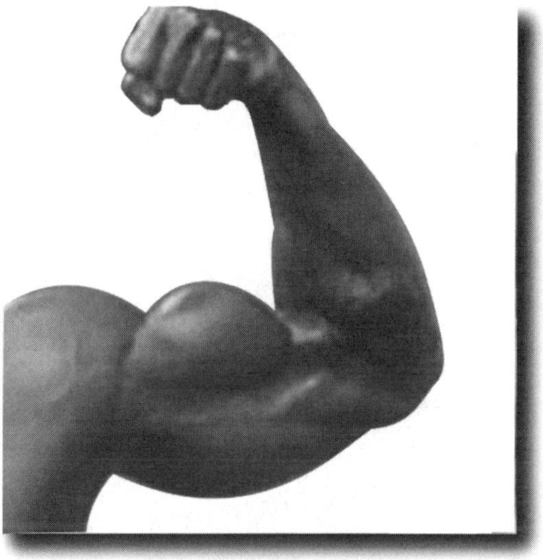

EXERCICES POUR LES BICEPS

Exercice numéro 1

Les pieds légèrement écartés, inspirez profondément tout en poussant votre bras droit vers l'arrière pour bien étirer votre biceps.

Attention ! Lors de l'exécution de ce mouvement, ne tendez pas entièrement votre bras, de manière à ne pas forcer inutilement sur l'articulation du coude.

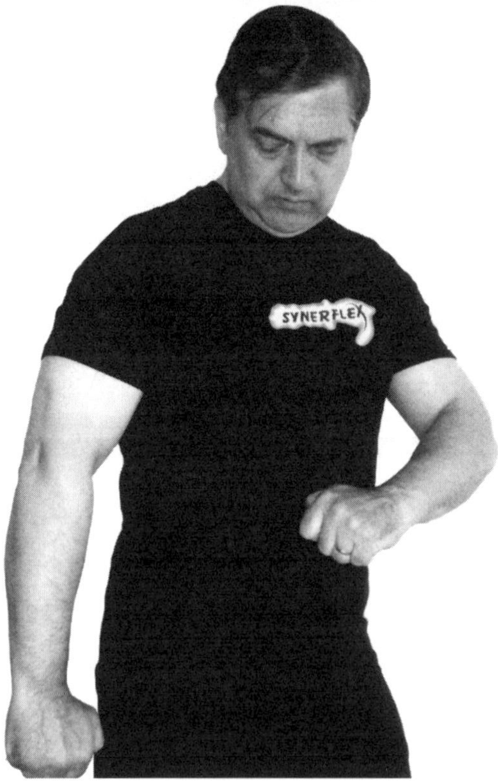

Inspiration

Pliez votre bras, **tout en contractant fortement le biceps** et en expirant lentement.

Une fois le mouvement terminé, recommencez l'exercice à partir du début.

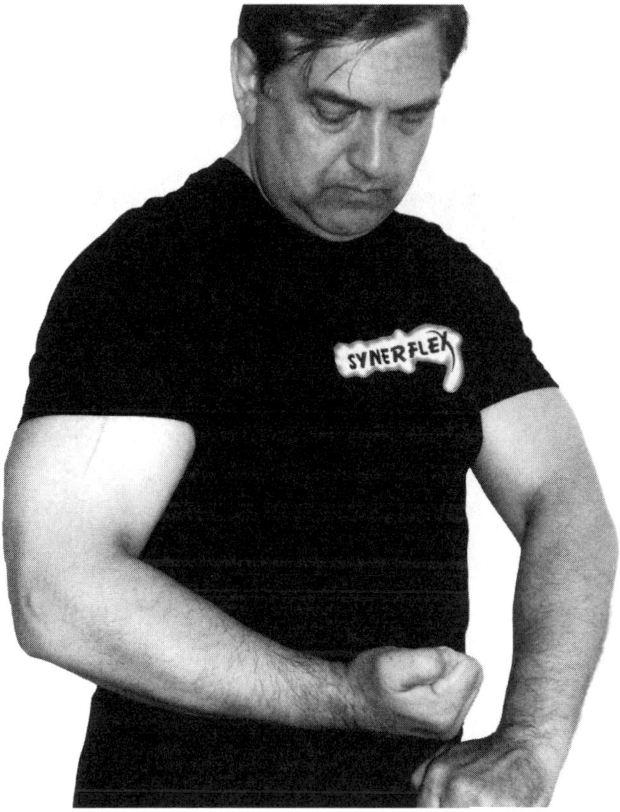

Expiration

Effectuez cet exercice 17 fois du côté droit, puis 17 fois du côté gauche et passez à l'exercice suivant.

Exercice numéro 2

Effet secondaire sur les pectoraux

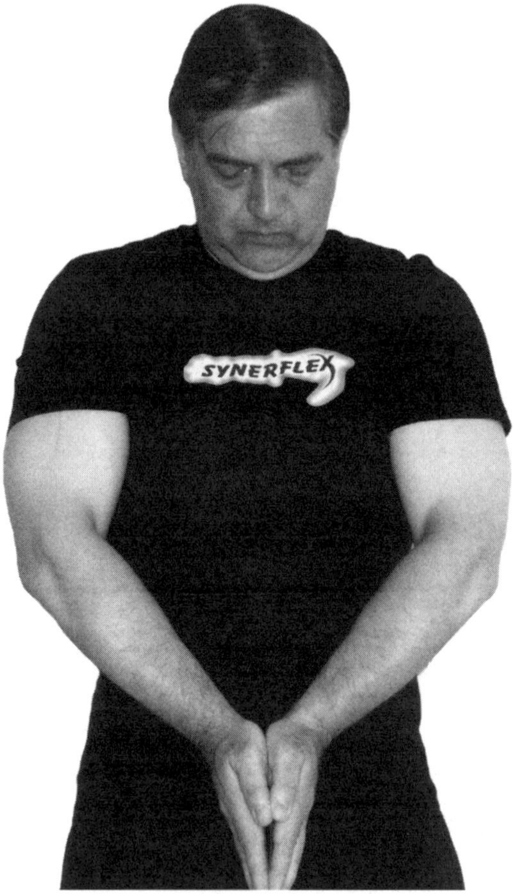

Inspiration

Les pieds légèrement écartés, les mains collées fortement, les doigts en pointe dirigés vers le bas, les bras tendus, inspirez profondément et commencez à contracter vos biceps.

Pliez vos avant-bras en remontant lentement les mains tout en contractant fortement vos biceps. Gardez la contraction au maximum jusqu'à la fin de l'expiration, puis recommencez l'exercice à partir du début.

Attention, lors de l'exécution de ce mouvement, ne montez pas les mains plus haut que votre plexus solaire !

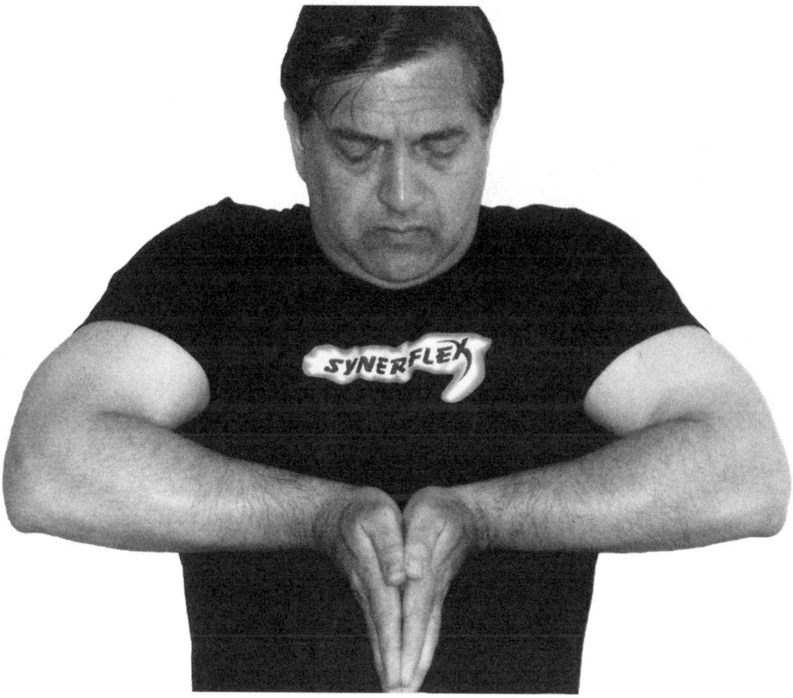

Expiration

Effectuez cet exercice 21 fois puis faites une pause et passez à l'exercice suivant.

Exercice numéro 3

Le bras droit tendu devant vous, le poing fermé, le pouce vers le haut, la main gauche sous le coude droit, inspirez profondément.

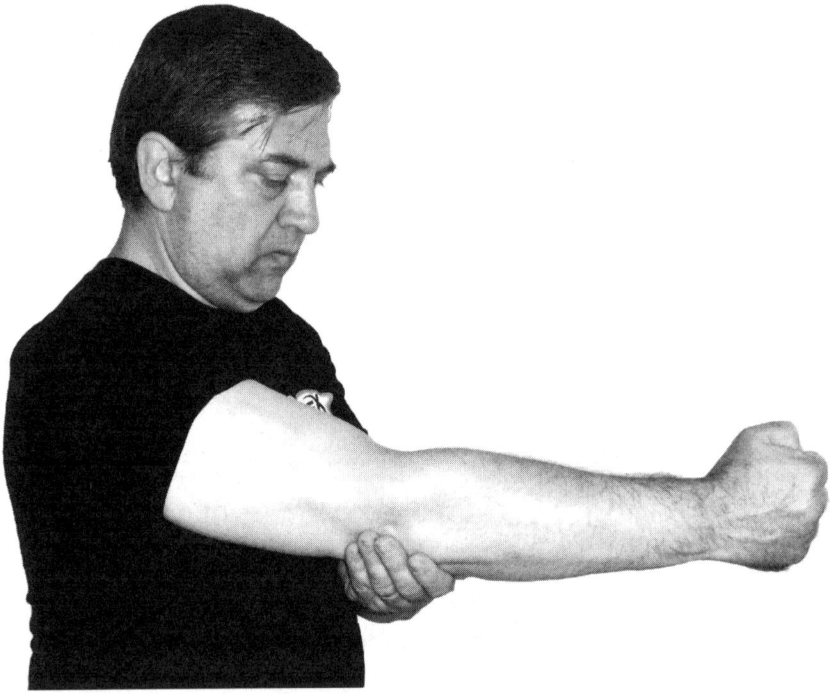

Inspiration

Attention ! Lors de l'exécution de ce mouvement, ne tendez pas entièrement votre bras, de manière à ne pas forcer inutilement sur l'articulation du coude.

Tout en expirant, pliez votre avant-bras en contractant le biceps et en " envoyant " mentalement l'énergie dans celui-ci.

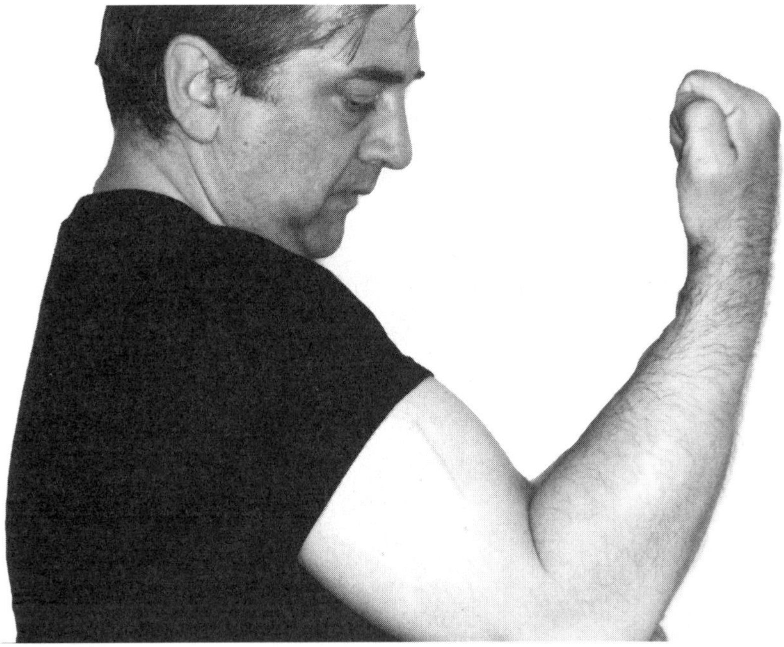

Expiration

Depuis la position de départ, votre main doit effectuer une rotation et venir se placer la paume face à vous, le poignet légèrement fléchi.

Ne bougez pas le coude pendant l'exercice.

Effectuez cet exercice 15 fois du côté droit, puis 15 fois du côté gauche et passez à l'exercice suivant.

Exercice numéro 4

Les bras écartés, les mains tournées paumes vers le ciel. Inspirez profondément et commencez à contracter vos bras.

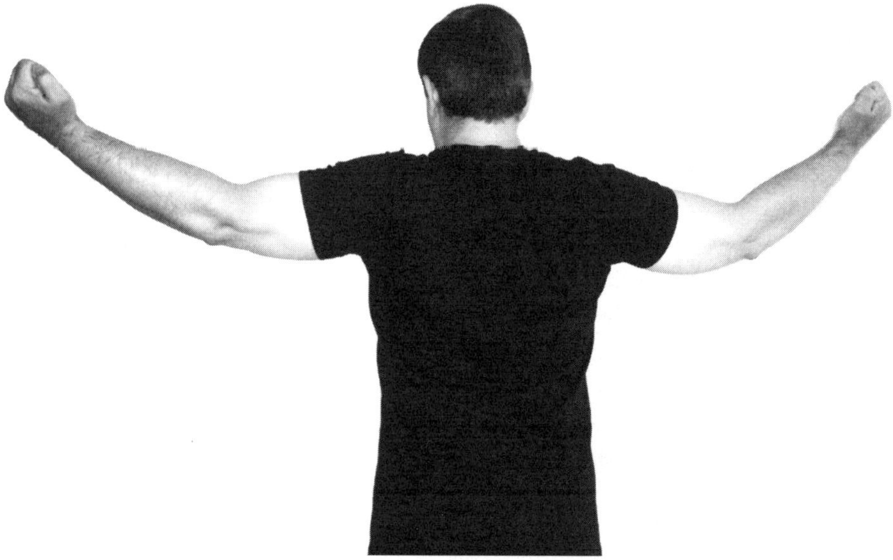

Inspiration

➔ Il peut vous être utile de travailler devant un miroir au début, afin de prendre l'habitude de placer vos bras de façon équilibrée.

Tout en soufflant, ramenez vos avant-bras vers vous (sans bouger les coudes) en contractant vos biceps jusqu'à la fin de l'expiration.

Visualisez bien le trajet de l'énergie vers vos biceps et efforcez-vous d'accentuer le plus possible la contraction des muscles.

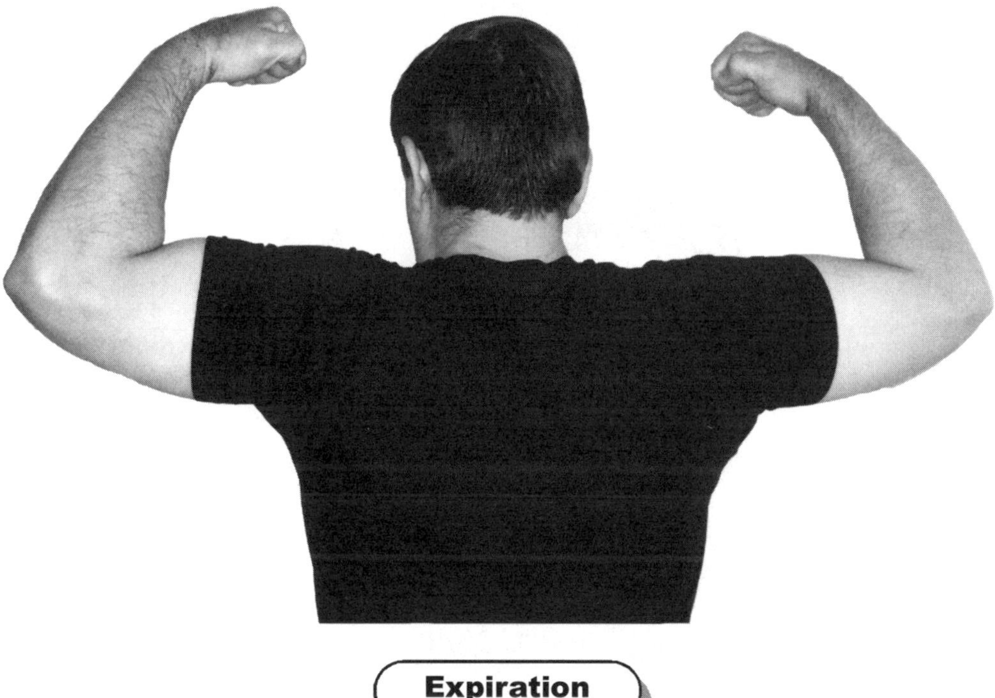

Expiration

Recommencez l'exercice à partir du début.

Effectuez cet exercice 21 fois et passez à l'exercice suivant.

Exercice numéro 5

Les bras légèrement écartés, les poings fermés devant vous. Commencez à contracter vos muscles et inspirez profondément.

En commençant à souffler, pliez votre avant-bras droit

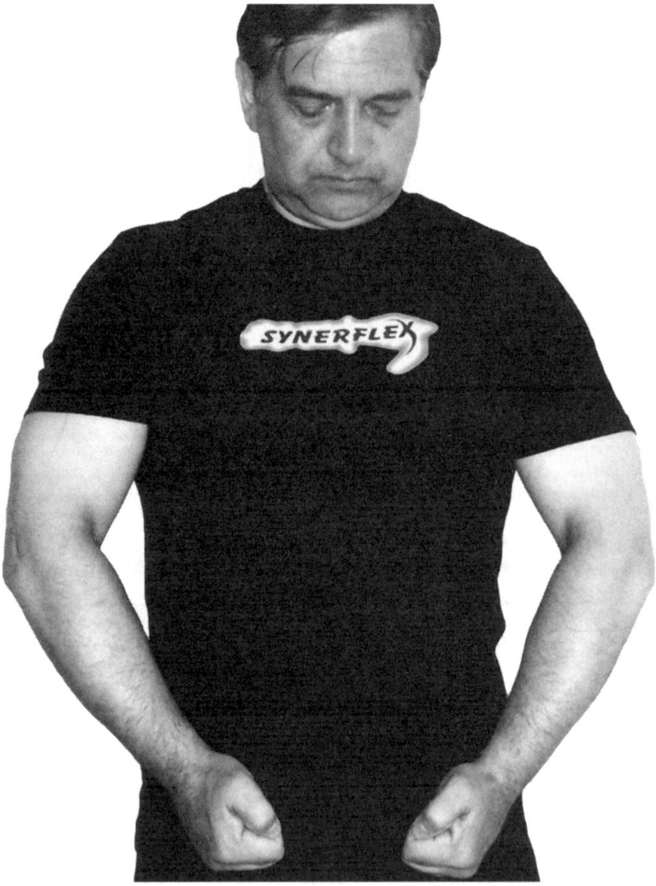

Inspiration

tout en contractant fortement le biceps. Votre main droite doit monter plus haut que la ligne horizontale de votre coude, mais très peu.

Lorsque vous avez fini d'expirer, recommencez l'exercice à partir du début.

Attention, votre coude ne doit pas bouger durant toute l'exécution du mouvement.

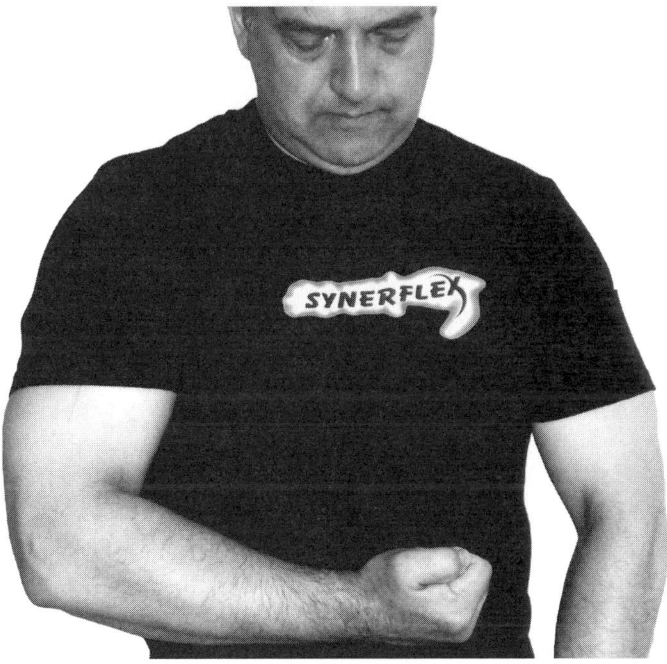

Expiration

Effectuez cet exercice 15 fois du côté droit, puis 15 fois du côté gauche et passez à l'exercice suivant.

EXERCICES POUR LES TRICEPS

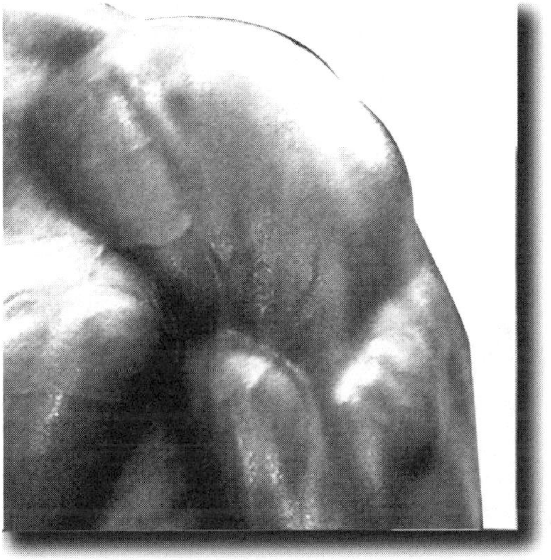

EXERCICES POUR LES TRICEPS

Exercice numéro 6
(Effet secondaire sur les épaules)

Vos pieds sont légèrement écartés en position debout, comme dans les autres exercices. Vos bras sont fléchis, les mains contre la poitrine.

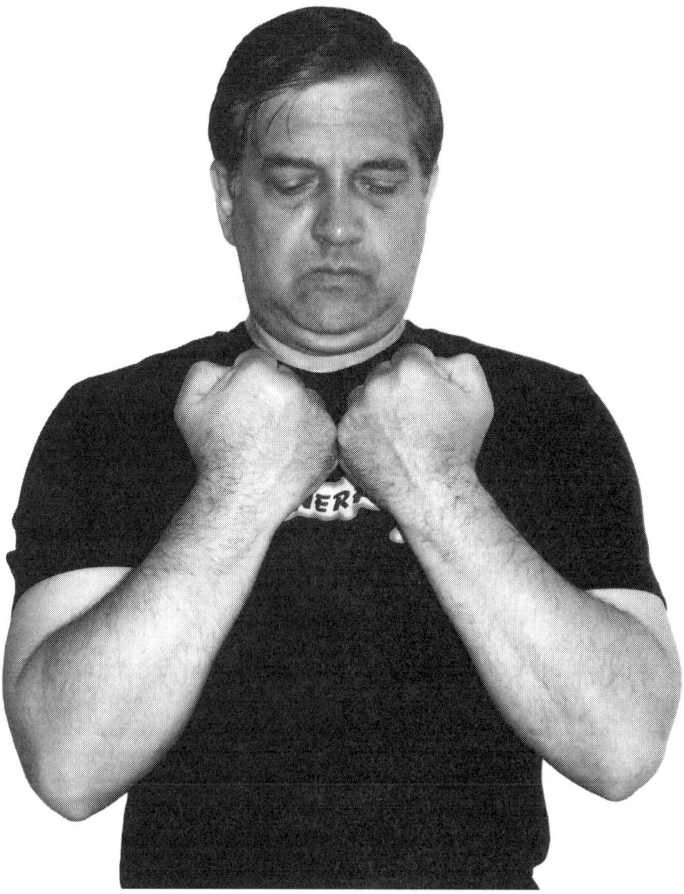

Inspiration

Tendez vos bras vers le bas, tout en contractant fortement vos triceps jusqu'à la fin de l'expiration. Puis recommencez l'exercice à partir du début.

Ne forcez à aucun moment sur les articulations des coudes ! Seuls vos triceps doivent être contractés.

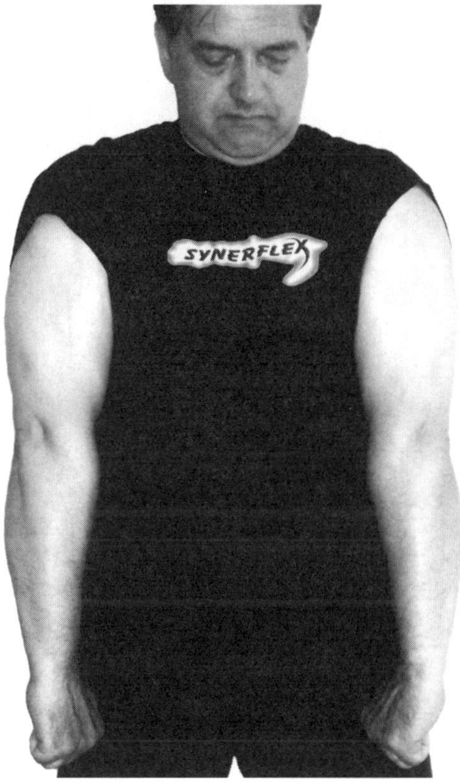

Expiration

Effectuez cet exercice 21 fois puis faites une pause et passez à l'exercice suivant.

Exercice numéro 7

Comme dans les exercices précédents, vous êtes debout, les pieds légèrement écartés, le bras droit le long du corps, l'avant-bras plié, inspirez profondément.

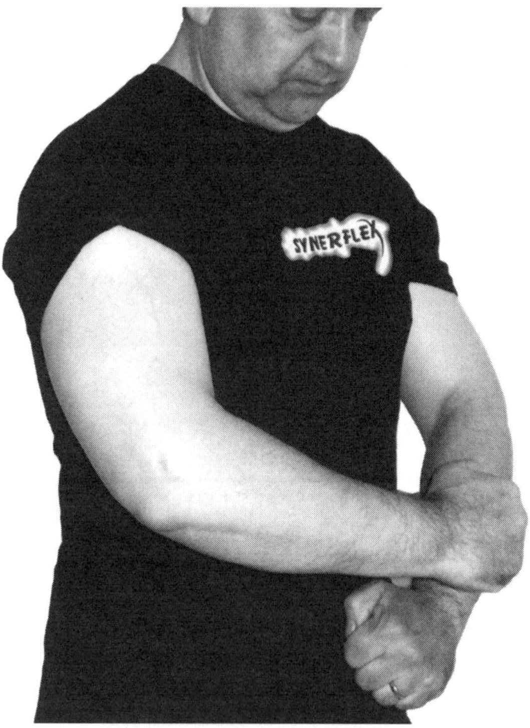

Inspiration

Lors de la pratique de cet exercice ne forcez jamais exagérément sur l'articulation du coude.

Tout en soufflant, tendez votre bras droit et contractez fortement votre triceps. Le coude ne doit pas bouger durant toute l'exécution du mouvement.

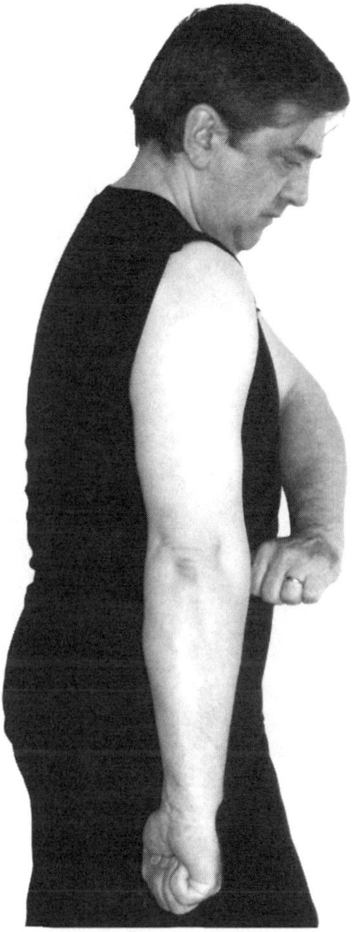

Expiration

Recommencez ensuite à partir de la position du début. Effectuez cet exercice 21 fois à droite, puis 21 fois à gauche.

Exercice numéro 8

Vous êtes debout, bras tendus, mais non crispés. En inspirant lentement par le nez, remontez doucement les mains jusqu'à la hauteur de vos pectoraux, tout en contractant tous les muscles du haut du corps pendant toute la durée de l'inspiration.

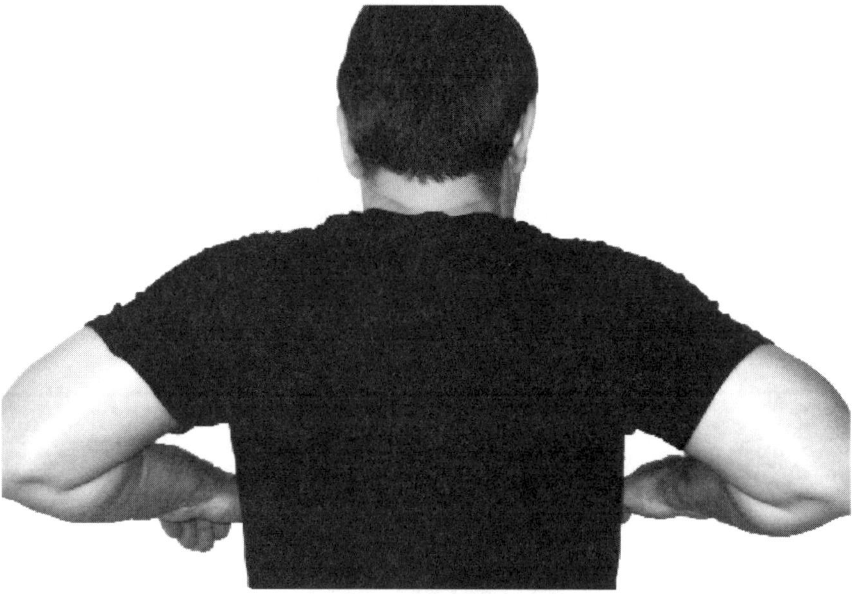

Inspiration

Vue de face

Tout en expirant lentement, poussez vos mains vers le sol, comme si, vous poussiez quelque chose de très lourd.

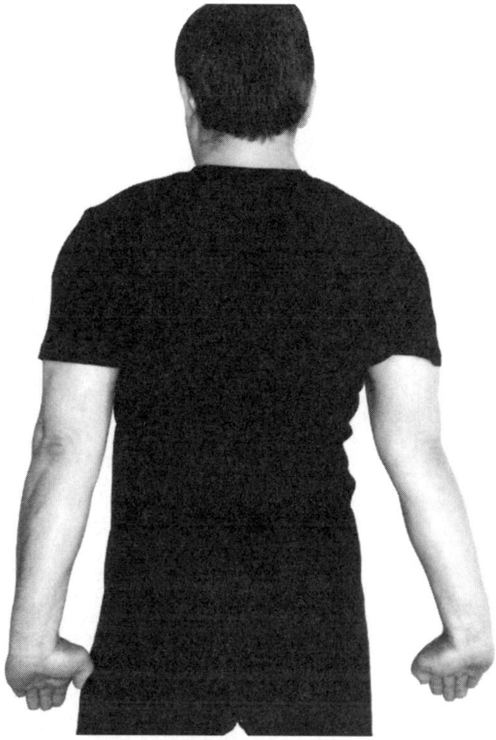

Expiration

La sensation que vous devez avoir est celle que vous auriez si vous faisiez " des pompes " arrières, les mains appuyées sur un banc de musculation. Pendant toute la durée de l'expiration, pensez bien à contracter les muscles, tout en envoyant mentalement l'énergie dans les triceps.

Effectuez cet exercice 21 fois.

Exercice numéro 9

Le bras gauche plié, la main droite tenant le poing gauche qui est fermé, inspirez profondément.

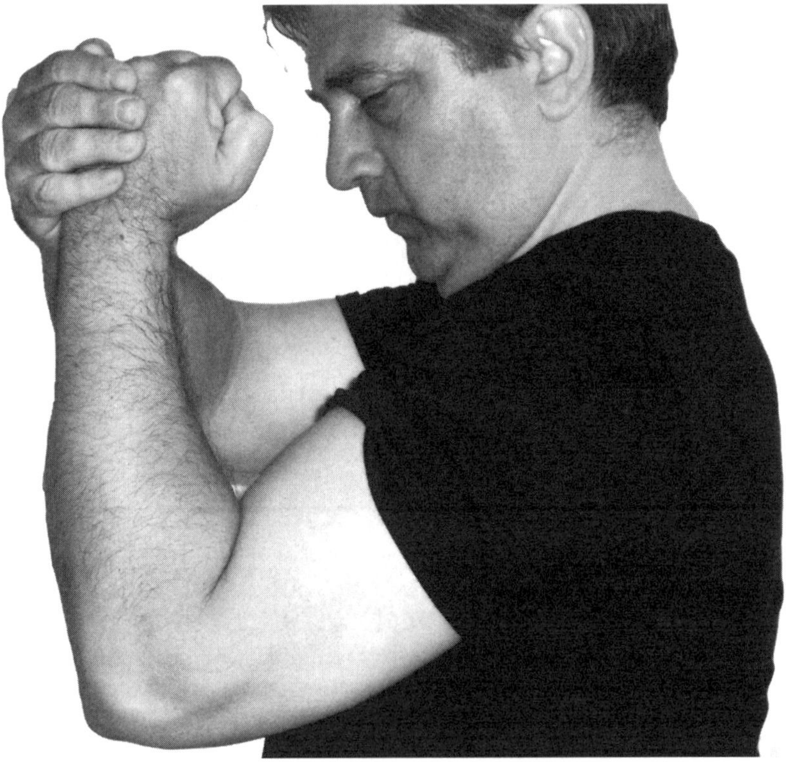

Inspiration

Soufflez en tendant lentement votre bras gauche vers l'avant, tout en contractant fortement votre triceps gauche.

Dans le même temps, votre main droite doit exercer une

pression contraire, freinant ainsi le déploiement de votre bras gauche, sans toutefois le freiner totalement.

Une fois l'expiration terminée, ramenez en toute décontraction votre bras gauche dans la position de départ et recommencez l'exercice.

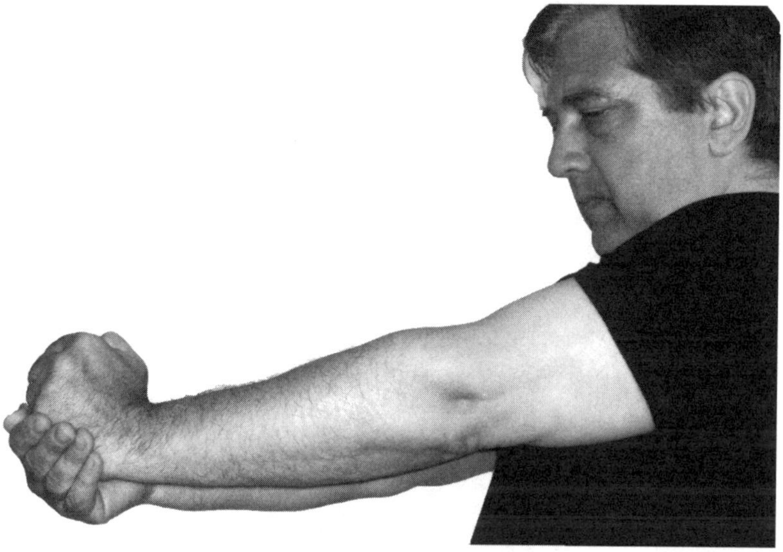

Expiration

Veillez bien à ne pas forcer exagérément sur l'articulation du coude.

Effectuez cet exercice 21 fois à gauche, puis 21 fois à droite. Ensuite, passez à l'exercice suivant.

Exercice numéro 10

(effet également sur les biceps)

Les pieds parallèles, écartés de la largeur de vos épaules environ, les bras pliés, les mains rapprochées de votre visage, inspirez profondément.

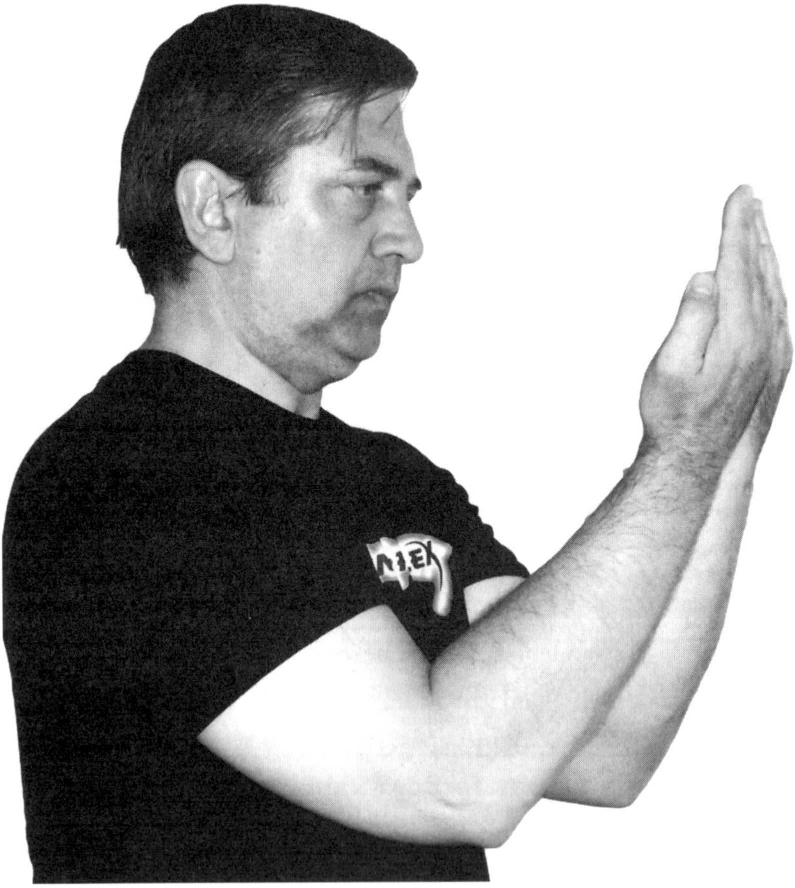

Inspiration

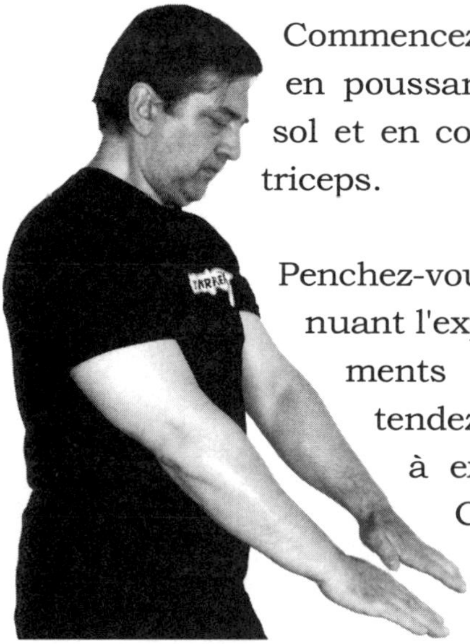

Commencez à expirer lentement tout en poussant vos deux mains vers le sol et en contractant vos muscles des triceps.

Penchez-vous en avant, tout en continuant l'expiration lente et les mouvements des mains vers l'arrière, tendez bien vos bras et continuez à expirer quelques secondes. Contractez bien les triceps.

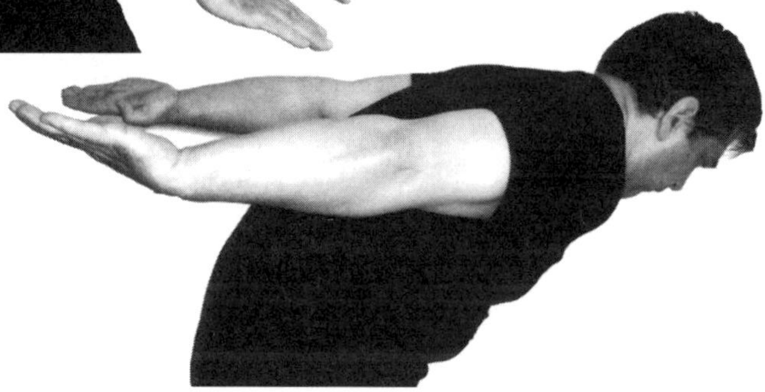

Expiration

Une fois l'expiration terminée, ramenez lentement vos mains dans la position de départ, tout en contractant fermement vos biceps.

Ne forcez surtout pas sur les articulations des épaules ou des coudes.

Effectuez cet exercice 21 fois, puis faites une pause et passez à l'exercice suivant.

EXERCICES POUR LES DELTOIDES

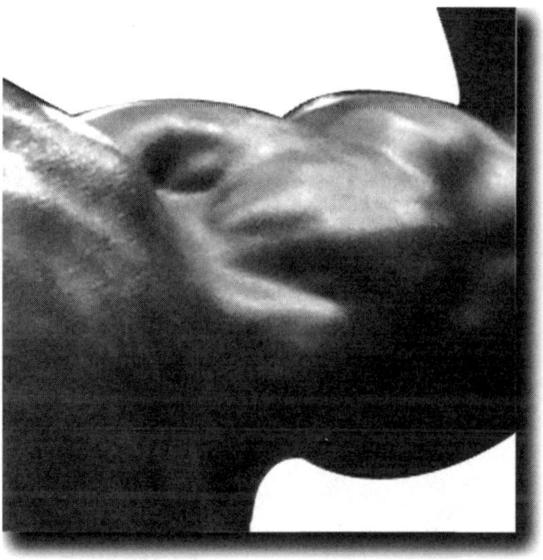

EXERCICES POUR LES DELTOIDES

Exercice numéro 11

Les pieds parallèles, écartés de la largeur de vos épaules, le bras droit tendu devant vous, le poing fermé, à hauteur de votre plexus.

Le bras gauche également tendu, le poing gauche fermé repose sur le poing droit.

Inspirez profondément.

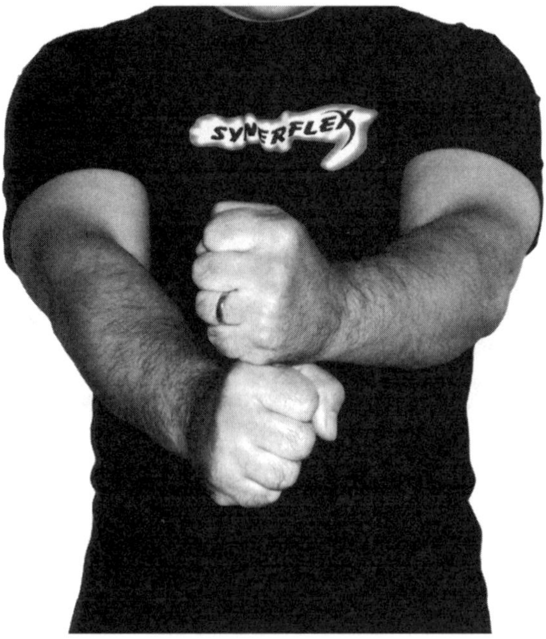

Inspiration

Tout en soufflant lentement, levez votre bras droit jusqu'à la hauteur de votre tête, en contractant votre épaule droite. Votre bras gauche doit résister au bras droit, mais sans l'empêcher de monter.

Gardez bien les deux bras tendus pendant toute la durée de l'exercice.

Une fois l'expiration terminée, redescendez vos bras en position de départ, tout en inspirant. Puis recommencez l'exercice.

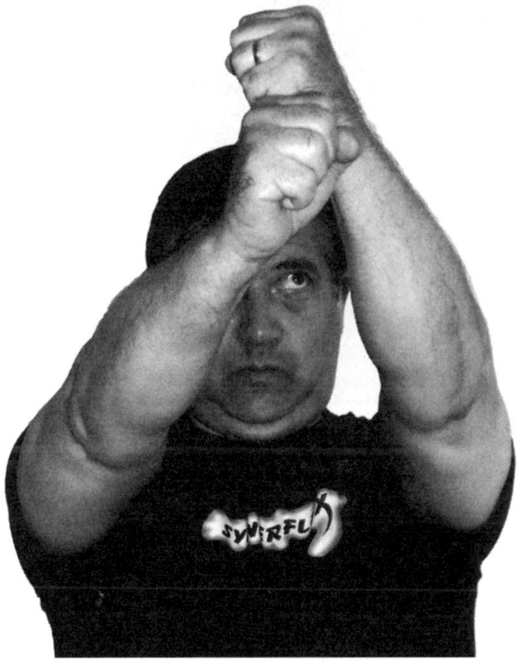

Expiration

Effectuez cela 17 fois avec le bras droit, puis 17 fois avec le bras gauche.

Exercice numéro 12

Les pieds parallèles, écartés de la largeur de vos épaules, les bras tendus sur les côtés, mais sans exagération (voir photo), inspirez profondément.

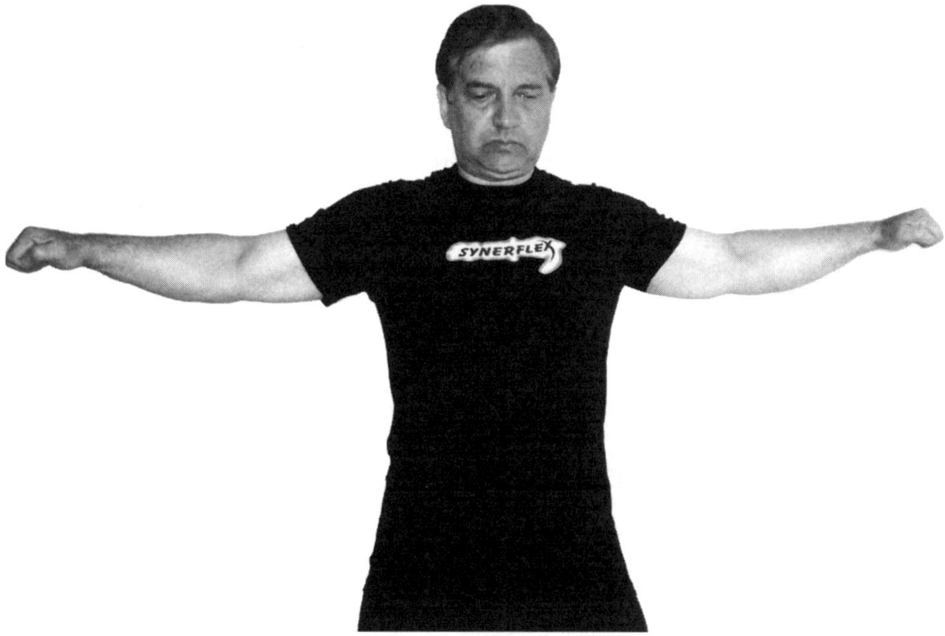

Inspiration

Tout en expirant lentement, montez les poings fermés au-dessus de votre tête, en gardant les bras avec le même angle de flexion.

Une fois l'expiration terminée, redescendez vos bras en inspirant lentement.

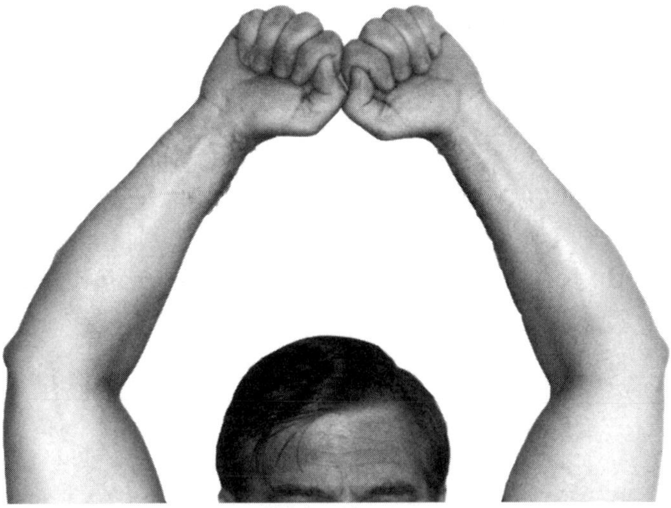

Expiration

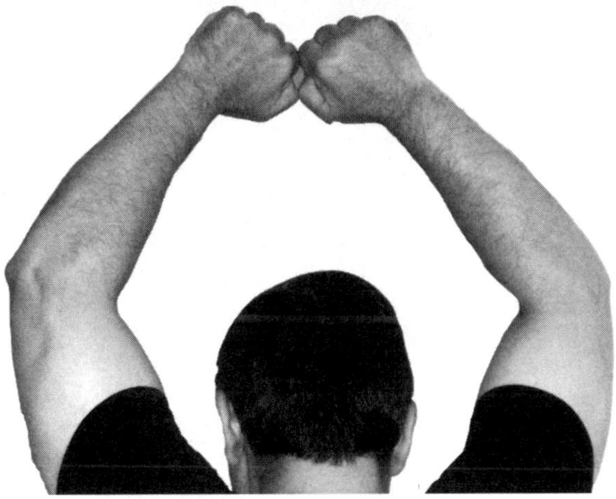

Vue de dos

Recommencez ensuite l'exercice. Effectuez cet exercice 21 fois, puis faites une pause et passez à l'exercice suivant.

Exercice numéro 13

(Effet sur les trapèzes)

Munissez vous d'un bâton court (petit manche à balais) que vous saisissez à chacune des extrémités.

Les pieds légèrement écartés, inspirez profondément.

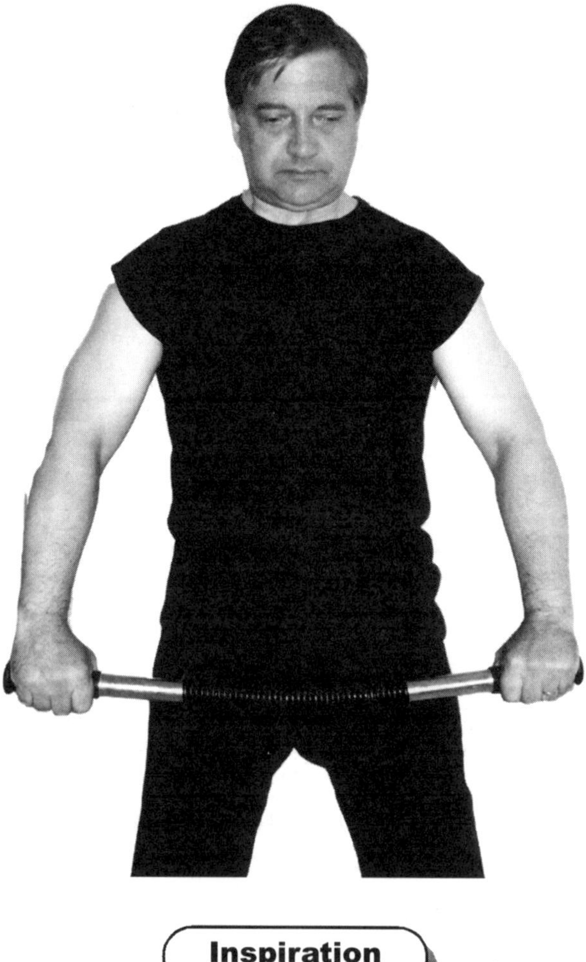

Inspiration

En expirant lentement, levez le bâton au-dessus de votre tête et contractez vos épaules. Gardez les bras tendus pendant l'exécution de cet exercice.

Veillez bien aussi à ne pas forcer inutilement sur les articulations des épaules. Ne cambrez pas le dos.

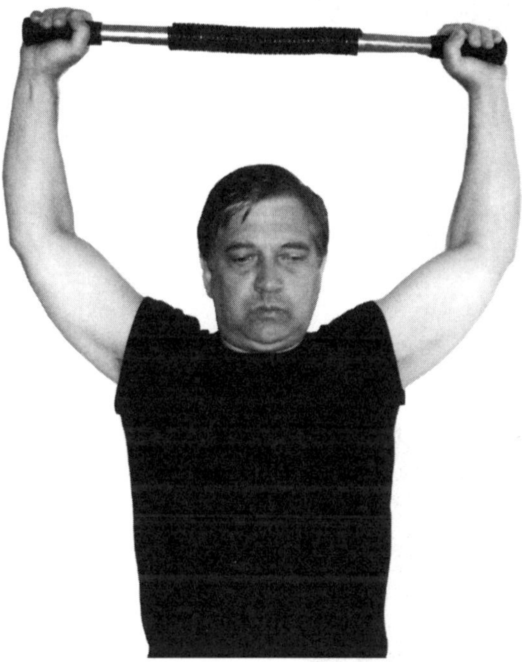

Expiration

Toute la concentration et l'effort musculaire doivent être, uniquement, portés sur les muscles des épaules.

Effectuez cet exercice 21 fois, puis passez à l'exercice suivant.

Exercice numéro 14

Avancez le pied gauche, reculez la jambe droite en la gardant tendue, tendez votre bras droit devant vous de façon qu'il soit parallèle au sol, inspirez profondément.

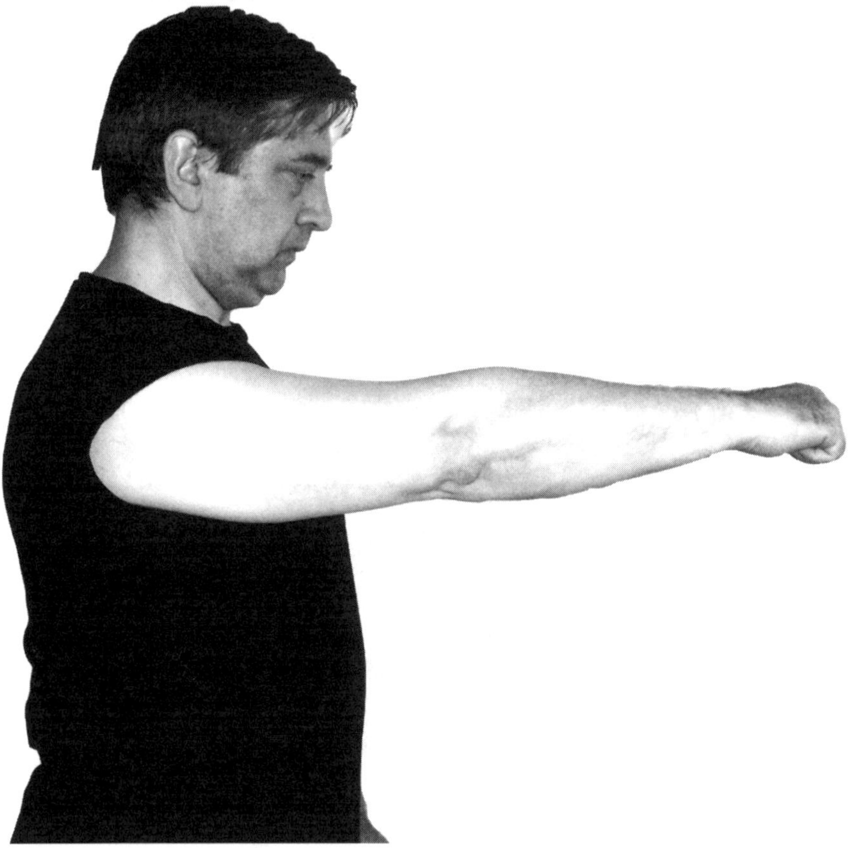

Inspiration

Tout en soufflant, faites pivoter votre bras horizontalement autour de votre épaule, jusqu'à vous retrouver dans la position indiquée sur la photo.

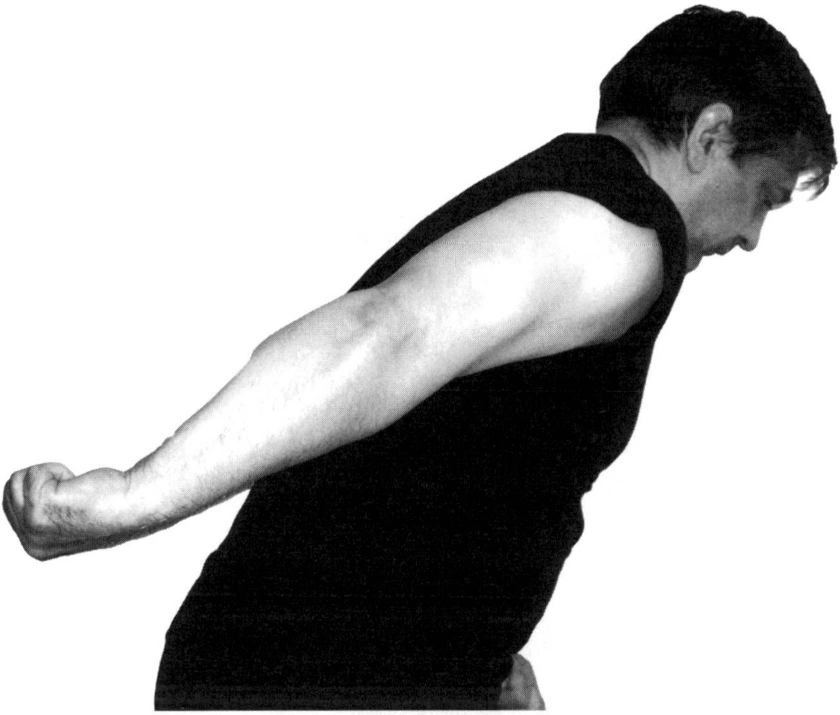

Expiration

Votre bras doit rester tendu pendant toute la durée de l'expiration.

Contractez bien tous les muscles du bras et du haut de l'épaule.

Effectuez cet exercice 17 fois de chaque côté, faites ensuite une pause, et passez à l'exercice suivant.

Exercice numéro 15

Les pieds légèrement écartés, les bras ramenés vers vous, les poings fermés, prenez une profonde inspiration.

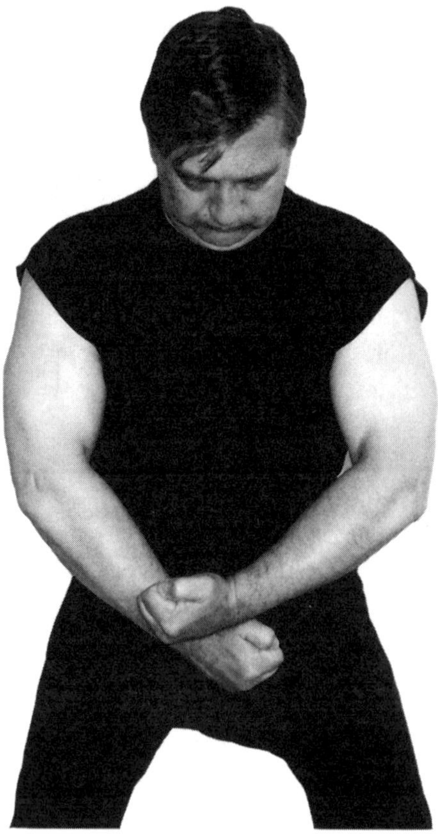

Inspiration

Tout en soufflant, écartez vos bras sur les côtés en contractant les muscles de vos épaules, ainsi que les trapèzes.

Gardez bien les bras dans la position montrée sur la photo.

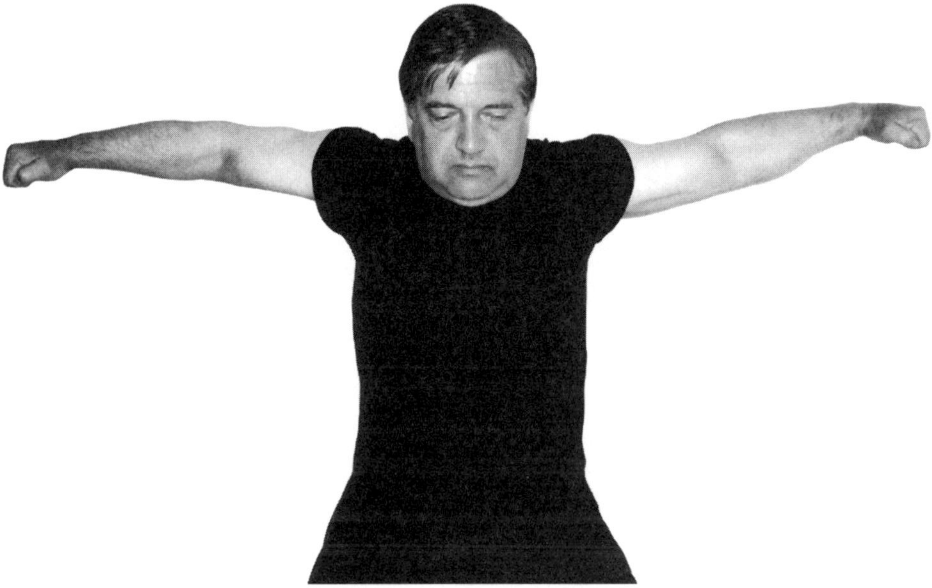

Expiration

Faites bien attention de ne pas les monter trop haut, ils doivent être le plus possible parallèles au sol, tant que cela est compatible avec la sensation de contraction dans les muscles que vous devez ressentir.

Effectuez cet exercice 21 fois, puis passez à l'exercice suivant.

EXERCICES POUR LES PECTORAUX

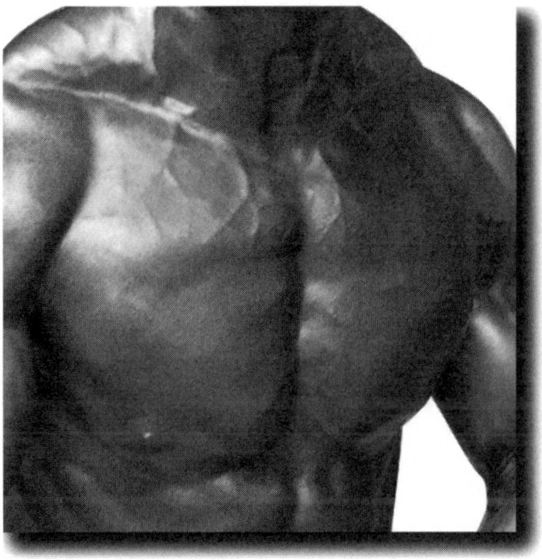

EXERCICES POUR LES PECTORAUX

Exercice numéro 16

(Effet sur les deltoïdes et les dorsaux)

Placez vous en position de faire des " pompes ", les jambes tendues, les pieds serrés.

Vous devez reposer sur les deux phalanges de l'index et du médius de chaque poing.

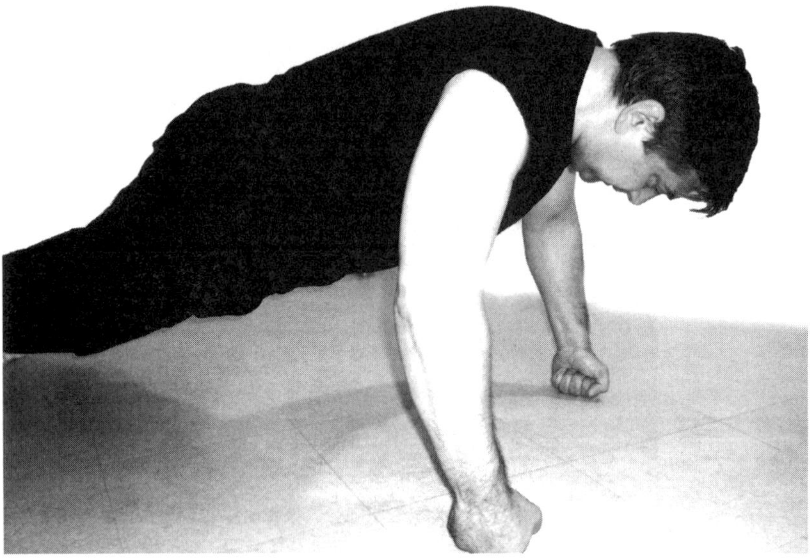

Inspiration

Inspirez lentement en descendant, puis, une fois dans la position de la photo suivante, bloquez votre souffle et restez ainsi le plus longtemps possible, sans toutefois exagérer.

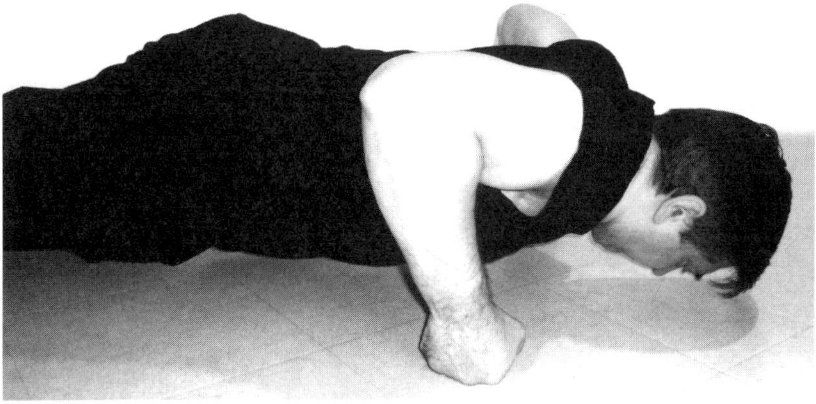

Expiration

Quand vous ne pouvez plus tenir, poussez sur vos bras pour reprendre la position du début, puis, et seulement quand vous êtes de nouveau dans cette position, soufflez lentement et complètement.

Vous ne devez souffler qu'une fois que vous êtes remonté complètement. Ceci est très important !

Vous devez descendre et remonter 5 fois. Entre chaque répétition, faites une pause pour reprendre votre souffle.

Gardez le dos bien droit et parallèle au sol quand vous êtes en position.

➔ Si vous ne parvenez pas à tenir sur les phalanges, vous pouvez utiliser de petits coussins plats.

Effectuez cet exercice 5 fois au total, puis faites une pause et passez à l'exercice suivant.

Exercice numéro 17

(Effet sur les dorsaux)

Les pieds légèrement écartés, les bras ramenés vers vous, les poings fermés, prenez une profonde inspiration.

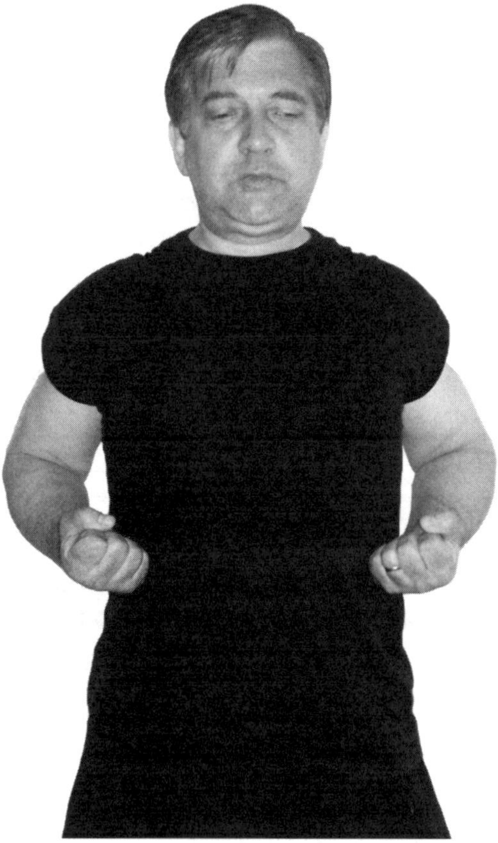

Inspiration

En expirant lentement, poussez vos poings vers l'avant en contractant fortement les muscles de vos pectoraux.

Ensuite, reprenez la position du début en contractant vos dorsaux.

➔ Attention, lorsque vos bras sont tendus ils doivent être parallèles au sol.

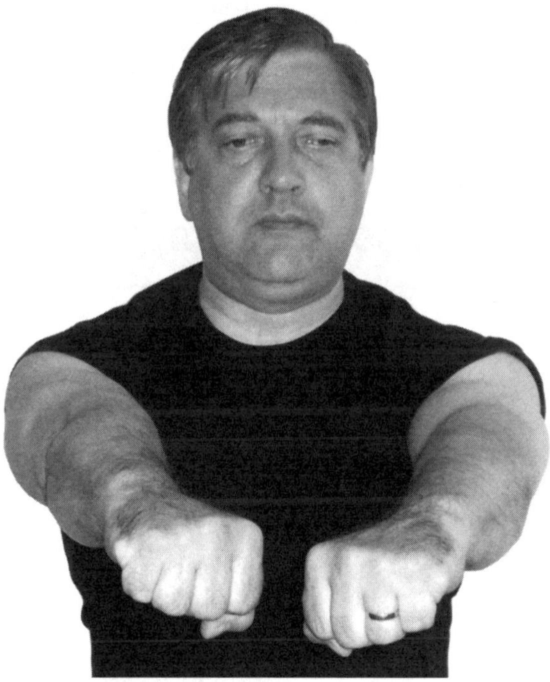

Expiration

Faites cet exercice 21 fois, une pause et passez à l'exercice suivant.

Exercice numéro 18

(Effet sur les deltoïdes)

Les pieds bien écartés, un peu plus que de la largeur de vos épaules, les jambes légèrement fléchies, les bras écartés sur les côtés, les mains ouvertes, les paumes tournées vers l'avant,

Prenez une profonde inspiration.

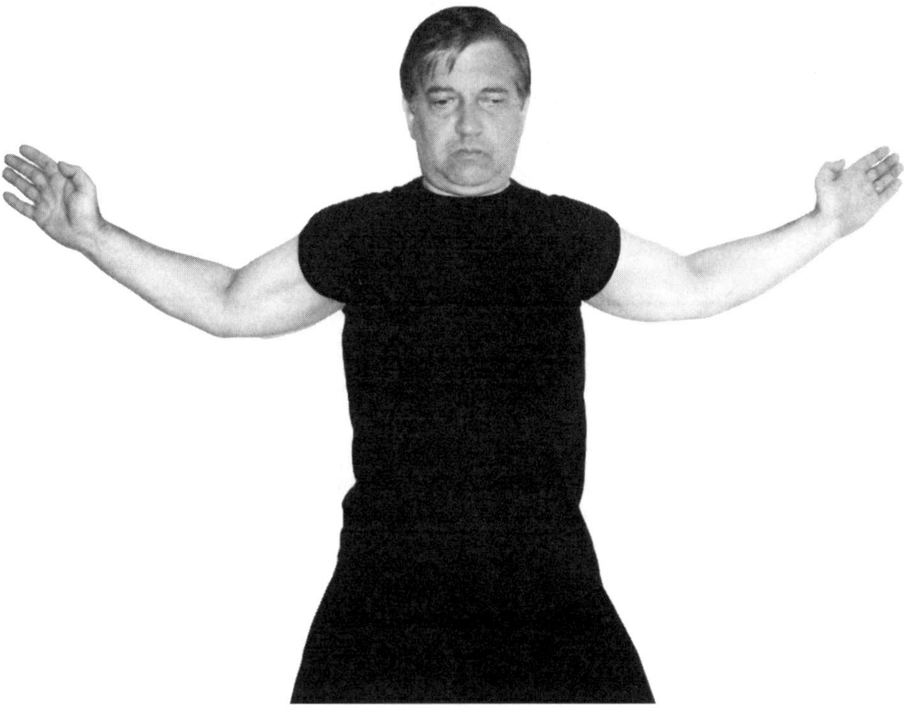

Inspiration

Soufflez tandis que vous ramenez vos bras en face de vous, au niveau de votre plexus solaire, tout en contractant fortement vos pectoraux.

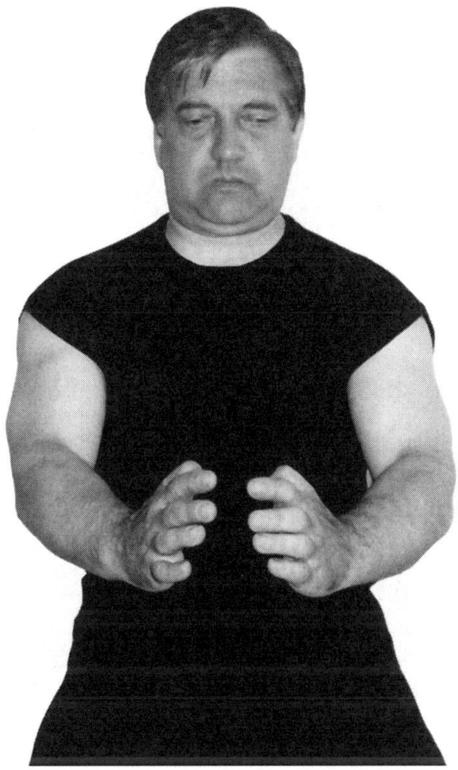

Expiration

A la fin de l'expiration, inspirez de nouveau en écartant les bras, de manière à reprendre la position de la photo du début. Dans le même temps, contractez vos deltoïdes et trapèzes.

Effectuez cet exercice 21 fois, puis passez à l'exercice suivant, après avoir fait une pause.

Exercice numéro 19

Les pieds légèrement écartés, les bras déployés sur les côtés, pliés, poings fermés, prenez une profonde inspiration.

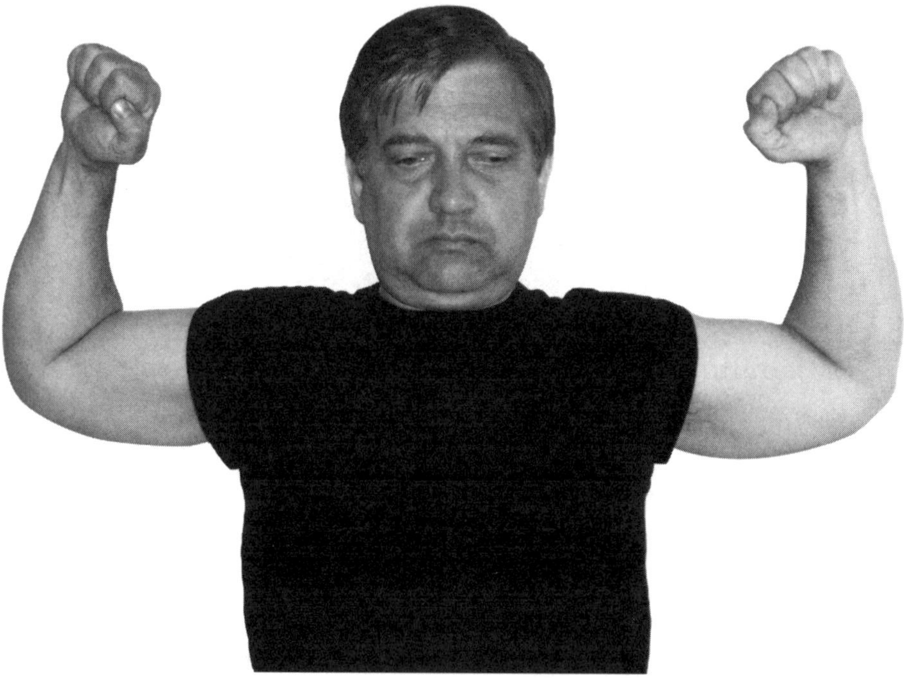

Inspiration

➔ Etirez bien les muscles pectoraux pour les préparer à se contracter fortement.

Soufflez tout en ramenant les bras devant vous et en contractant vos pectoraux. Une fois vos avant-bras " collés ", pressez-les l'un contre l'autre comme si vous vouliez écraser quelque chose.

Continuez à contracter vos pectoraux jusqu'à la fin de l'expiration.

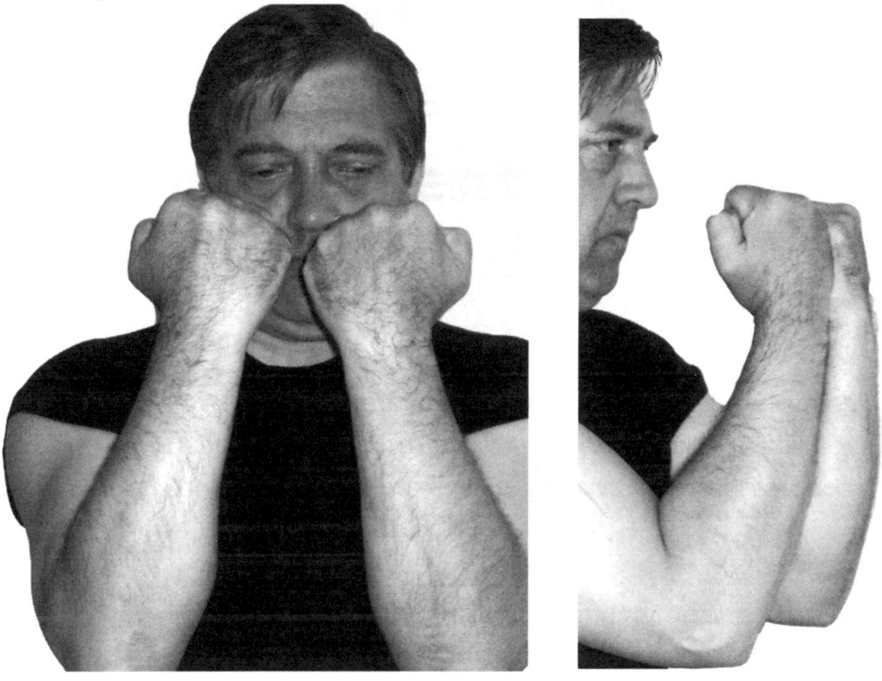

Expiration

Une fois le mouvement terminé, reprenez la position de départ en inspirant et recommencez le cycle.

Effectuez cet exercice 21 fois, puis faites une pause et passez à l'exercice suivant

Exercice numéro 20

Les pieds écartés, les bras tendus sur les côtés, les mains ouvertes, les paumes tournées vers l'avant, inspirez profondément.

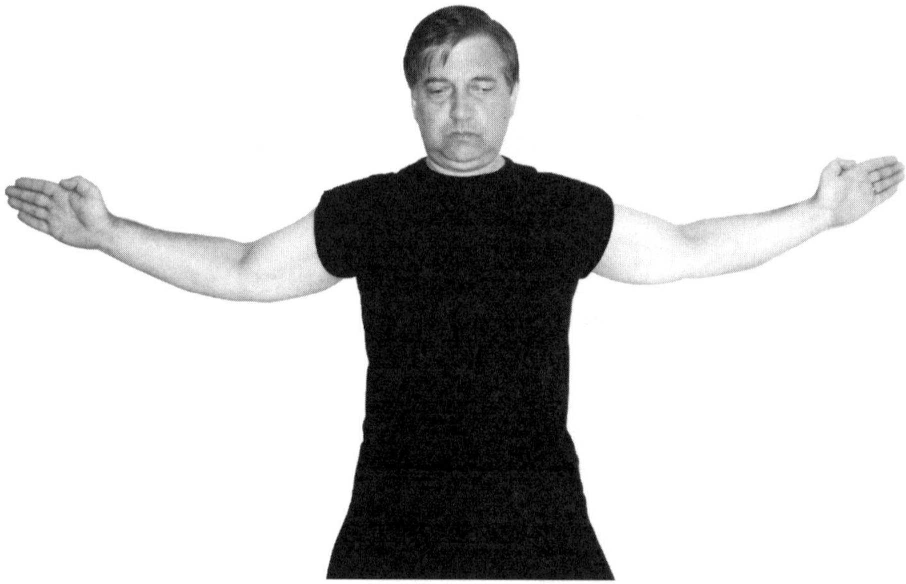

Inspiration

Soufflez en ramenant les bras devant vous et en contractant vos pectoraux.

Poussez vos mains l'une contre l'autre, comme si vous vouliez écraser quelque chose.

Contractez vos pectoraux jusqu'à la fin de l'expiration qui doit être très lente !

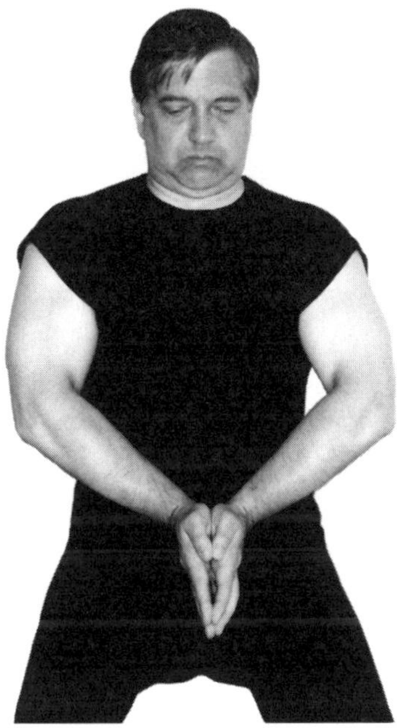

Expiration

Une fois le mouvement terminé, reprenez la position de départ et recommencez.

Faites cet exercice 21 fois, puis une pause et passez à l'exercice suivant.

EXERCICES POUR LES DORSAUX

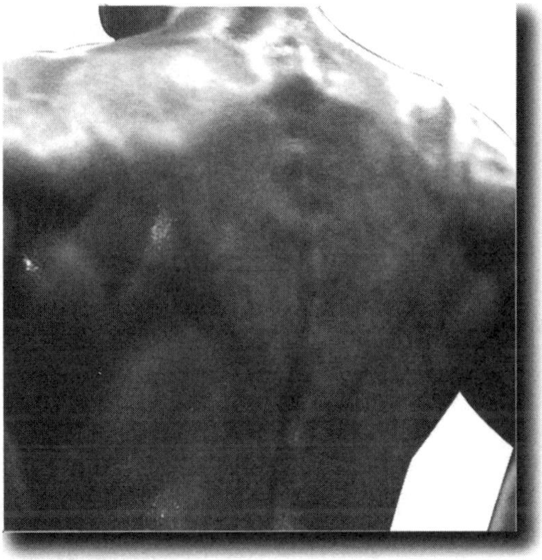

EXERCICES POUR LES DORSAUX

Exercice numéro 21

Effet sur l'arrière de l'épaule

Les pieds écartés d'une largeur d'épaule, les bras tendus devant vous, parallèles au sol, les poignets fléchis et les doigts tendus dirigés vers le sol.

Inspirez profondément.

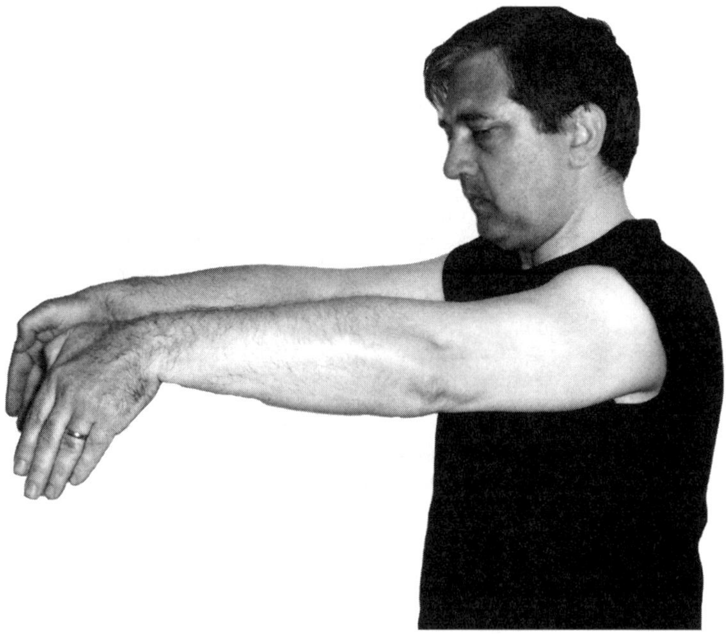

Inspiration

Expirez en tirant vos bras vers vous et en contractant fortement vos muscles dorsaux. Gardez les doigts dirigés vers le sol tout au long de l'exercice.

Une fois le mouvement terminé, à la fin de l'expiration, reprenez la position de départ et recommencez.

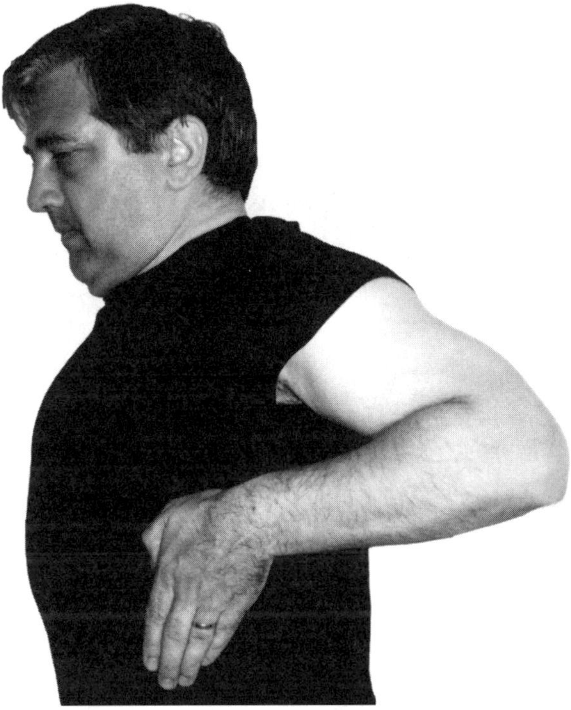

Expiration

Effectuez cet exercice 28 fois, puis faites une pause et passez à l'exercice suivant.

Exercice numéro 22

Les pieds écartés de la largeur de vos épaules. Les jambes droites, le dos le plus parallèle au sol possible.

Tendez les bras dans le prolongement du dos, les deux extrémités d'un bâton court dans chaque main, inspirez profondément.

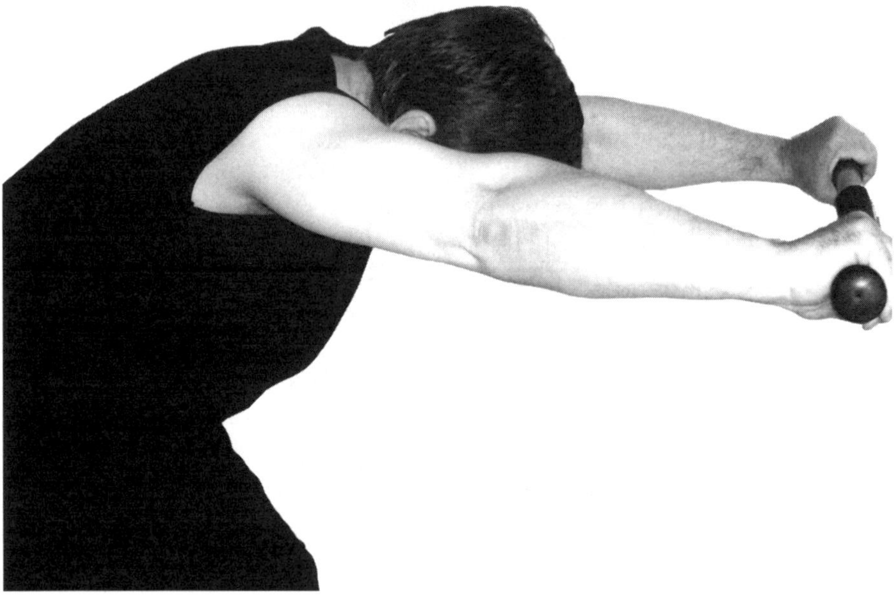

Inspiration

Soufflez tout en ramenant les bras vers vous et en faisant passer le bâton au-dessus de votre tête. Contractez vos dorsaux jusqu'à la fin de l'expiration.

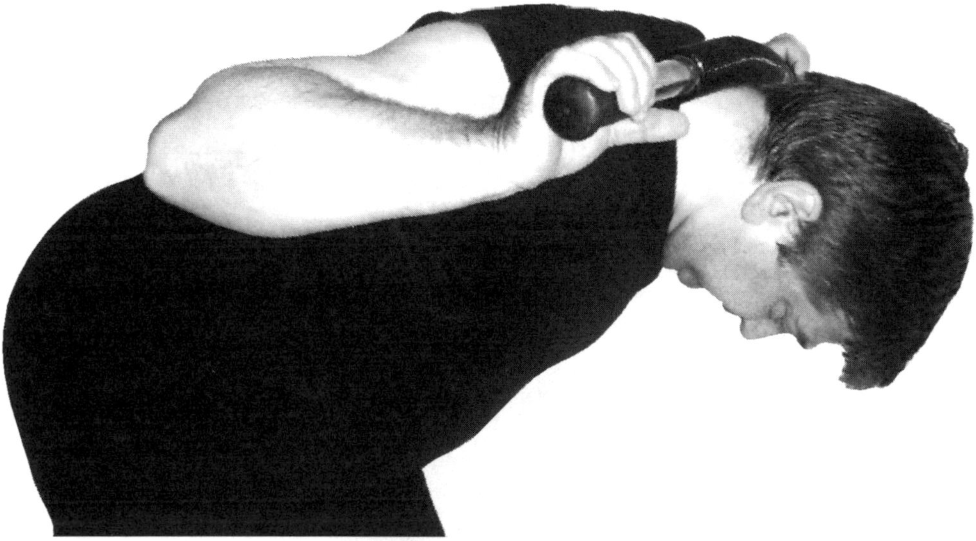

Expiration

Une fois le mouvement terminé, reprenez la position de départ et recommencez l'exercice.

Faites cela 21 fois et passez ensuite à l'exercice suivant.

Exercice numéro 23

Les pieds écartés, les bras tendus écartés sur les côtés, les poings fermés, inspirez profondément.

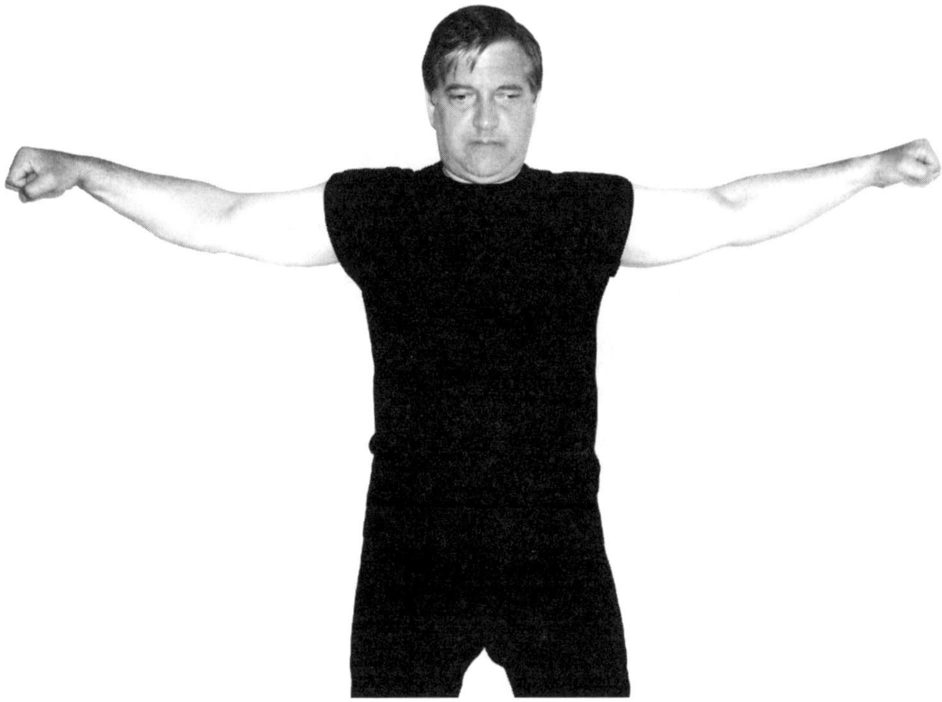

Inspiration

➔ Etirez bien les muscles pectoraux et dorsaux pour les préparer à se contracter fortement.

Soufflez lentement en descendant les bras vers vous et en contractant vos dorsaux. Puis continuez le mouvement en serrant vos poings contre vos cuisses. Contractez bien vos dorsaux jusqu'à la fin de l'expiration.

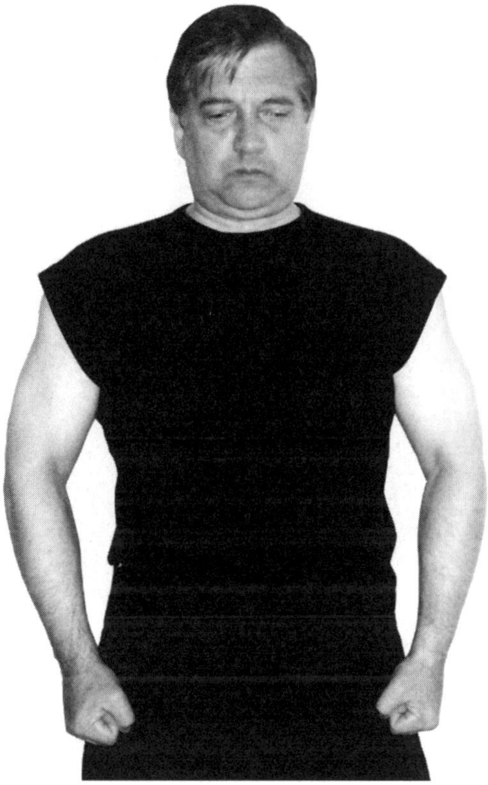

Expiration

Une fois le mouvement terminé, recommencez l'exercice à partir de la position de départ.

Effectuez cet exercice 21 fois, puis, après une pause, passez à l'exercice suivant.

Exercice numéro 24

Les pieds écartés, les bras dans le dos, les mains jointes les doigts se touchant par les extrémités, tendus et dirigés vers le sol, inspirez profondément.

Ensuite, expirez lentement et pressez fortement les doigts les uns contre les autres.

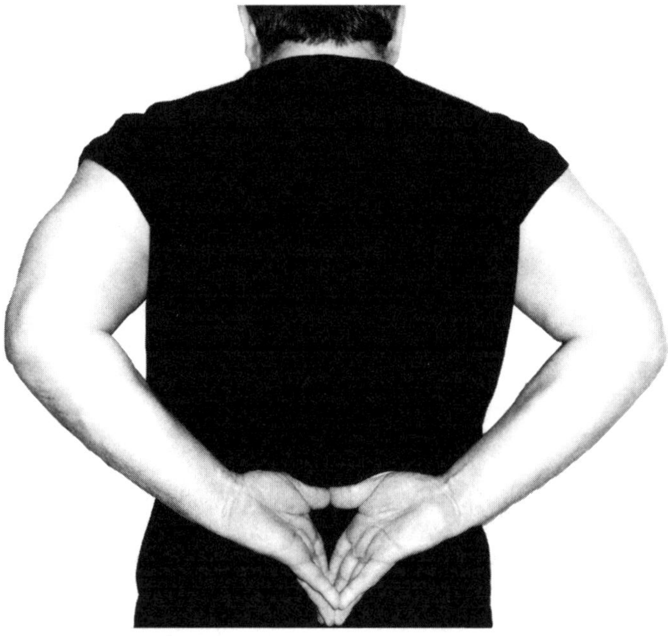

Exercez une pression maximum pendant toute la durée de l'expiration, qui doit être très lente.

A la fin de l'expiration, relâchez la pression des doigts, inspirez et recommencez le mouvement.

Effectuez cet exercice 21 fois.

EXERCICES POUR LES QUADRICEPS

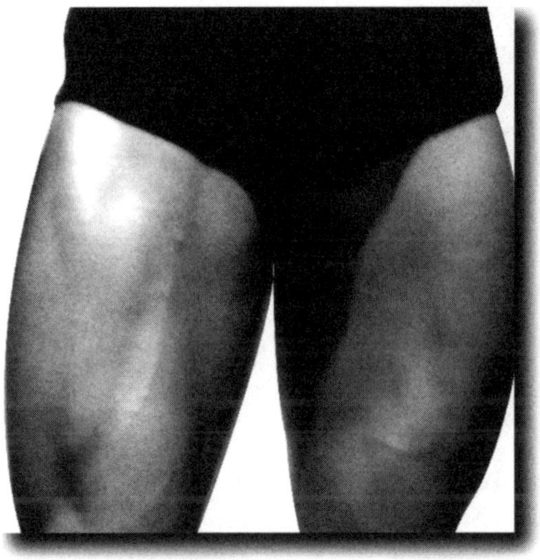

EXERCICES POUR LES QUADRICEPS

Exercice numéro 25

(Effet sur les mollets)

Les pieds écartés de la largeur de vos épaules, tenez vous sur le bout des orteils, en vous aidant d'une chaise pour garder facilement l'équilibre.

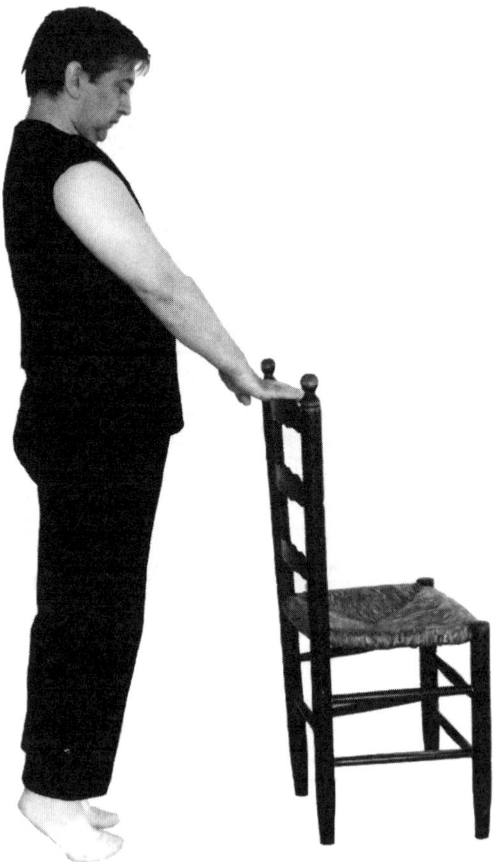

Expiration

Descendez le plus bas possible tout en inspirant. Restez bien sur la pointe des pieds. Puis remontez lentement en expirant. Une fois en haut, contractez fortement vos cuisses et vos mollets, jusqu'à la fin de l'expiration.

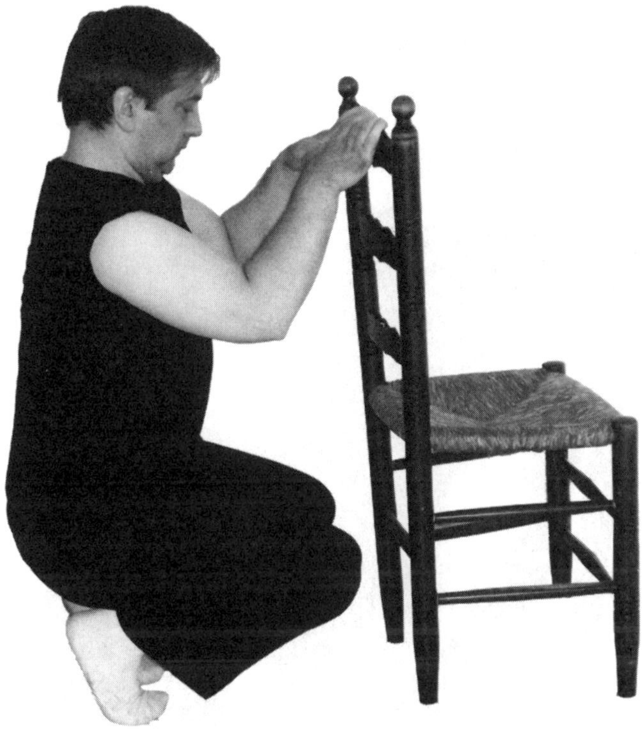

Inspiration

La chaise est là uniquement pour vous aider à garder l'équilibre, vous ne devez pas vous en servir pour remonter plus facilement.

Une fois le mouvement terminé, recommencez l'exercice à partir du début. Effectuez cet exercice 21 fois.

Exercice numéro 26

Assis sur une chaise, le dos bien droit, les plantes des pieds parallèles au sol, inspirez profondément.

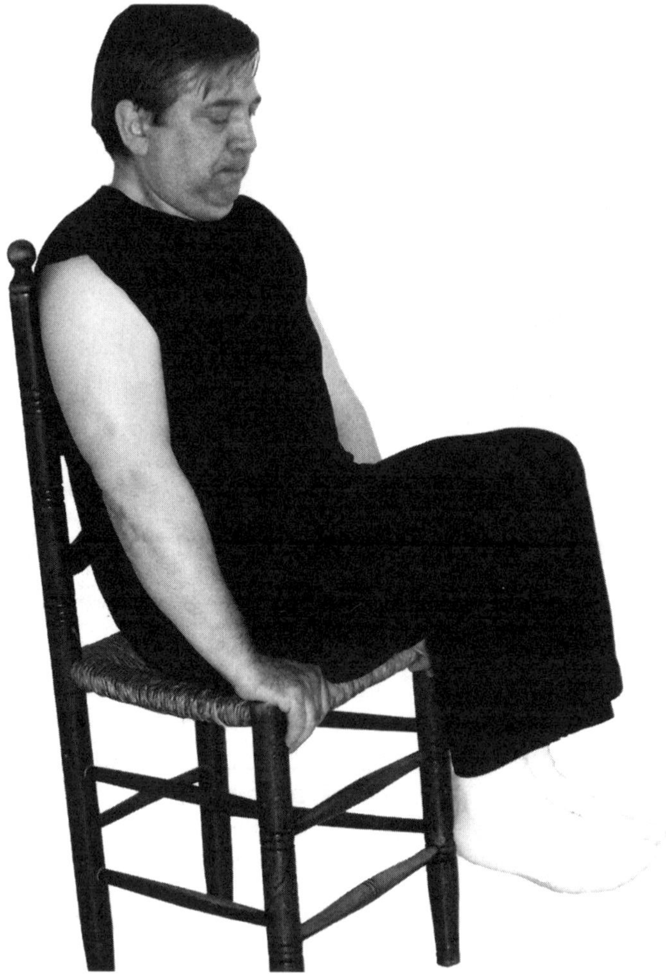

Inspiration

Expirez en étendant lentement vos jambes devant vous et en contractant vos cuisses au maximum jusqu'à la fin de l'expiration.

➔ **Lorsque vos jambes sont complètement tendues, elles doivent être parallèles au sol.**

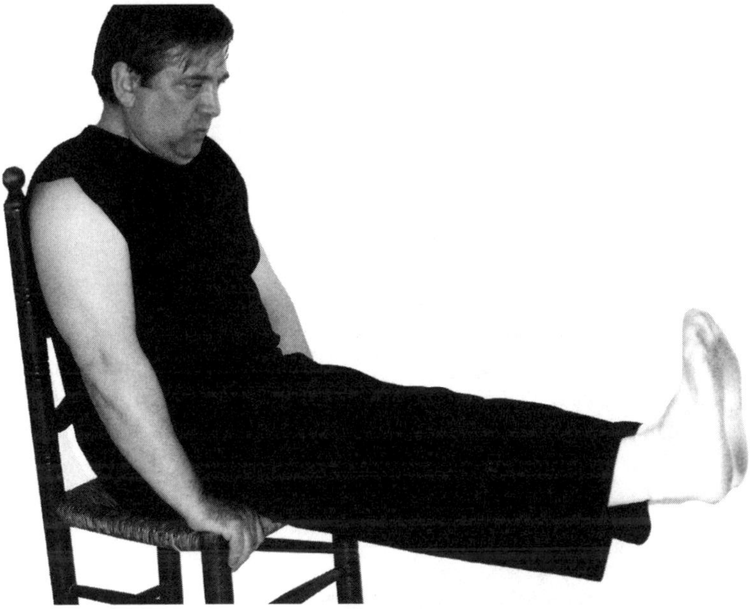

Expiration

Vos orteils doivent pointés vers le ciel et vos talons doivent pousser vers l'avant.

Une fois l'expiration terminée, recommencez l'exercice depuis le début. Faites cela 21 fois et passez à l'exercice suivant, sans faire de pause.

Exercice numéro 27
(Effet sur les fessiers et les ischios)

Tenez vous droit, les jambes tendues, pieds écartés, un bâton sur les épaules.

L'effort et la concentration doivent être portés sur la jambe qui est fléchie (ici la jambe droite).

Descendez lentement en fléchissant votre jambe droite et en inspirant. Descendez le plus bas possible, gardez la jambe gauche tendue à 90 %.

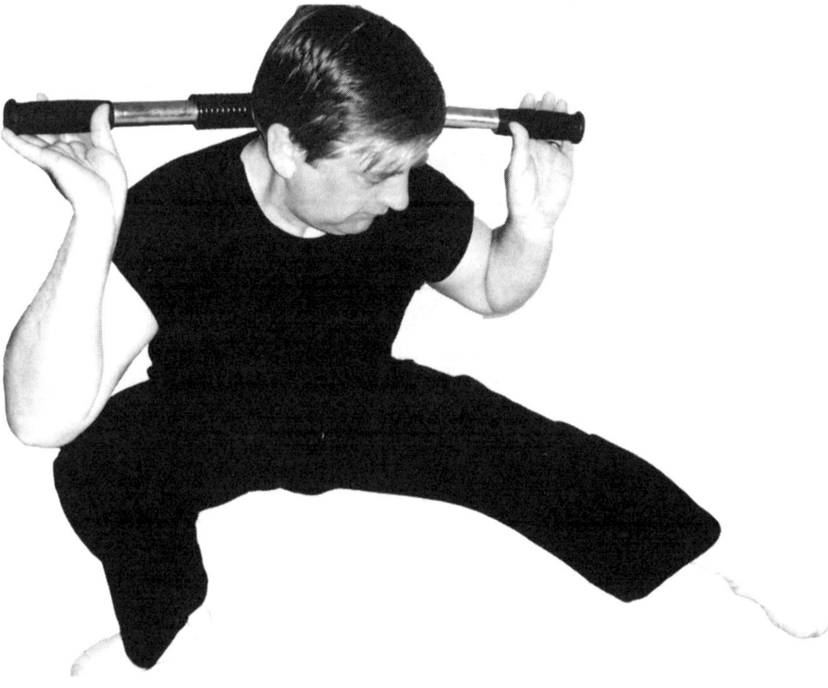

Inspiration

Une fois l'inspiration terminée, redressez vous lentement en expirant et en forçant bien sur votre jambe droite, sans vous aider des mains, qui doivent tenir le bâton.

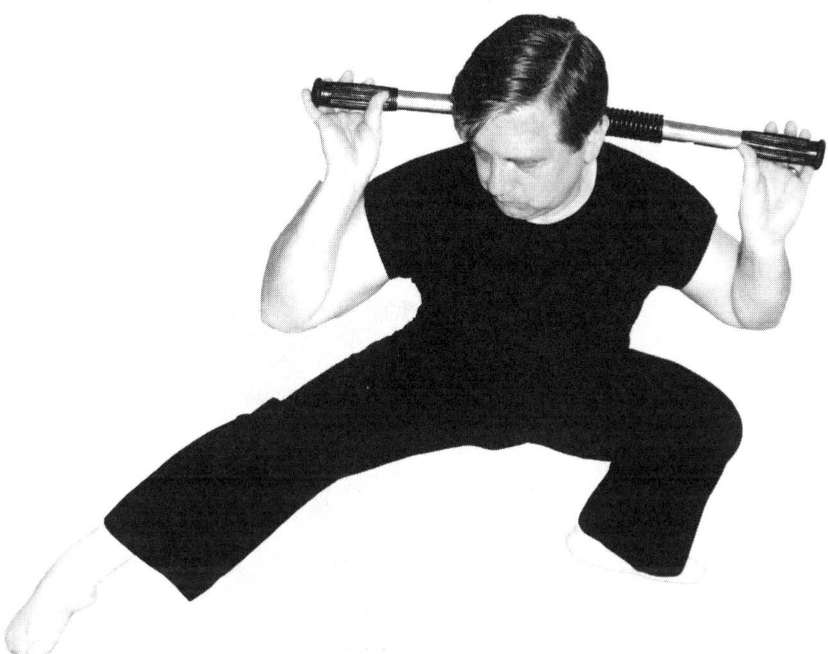

Inspiration

Même exécution, mais cette fois du côté gauche. Toutes les indications précédentes doivent être également appliquées ici.

Faites cet exercice lentement, 12 fois de chaque côté, faites une pause et passez à l'exercice suivant.

EXERCICES POUR LES ABDUCTEURS

Exercice numéro 28

Tenez vous bien droit, les jambes tendues, les pieds joints, la main droite en appui sur une chaise.

Inspirez profondément.

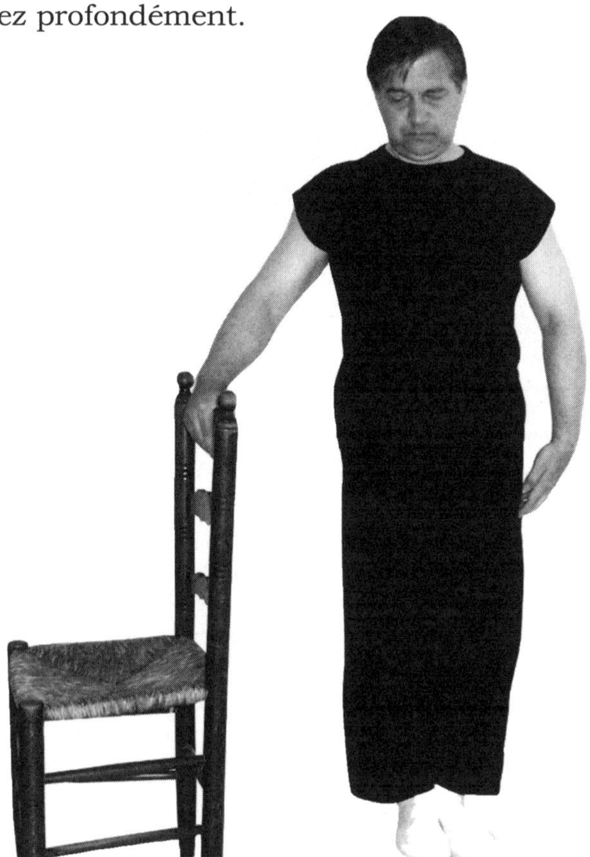

Inspiration

Expirez lentement en écartant latéralement votre jambe gauche. Votre main gauche doit opposer une résistance au déplacement de votre jambe gauche, jusqu'à la fin de l'expiration.

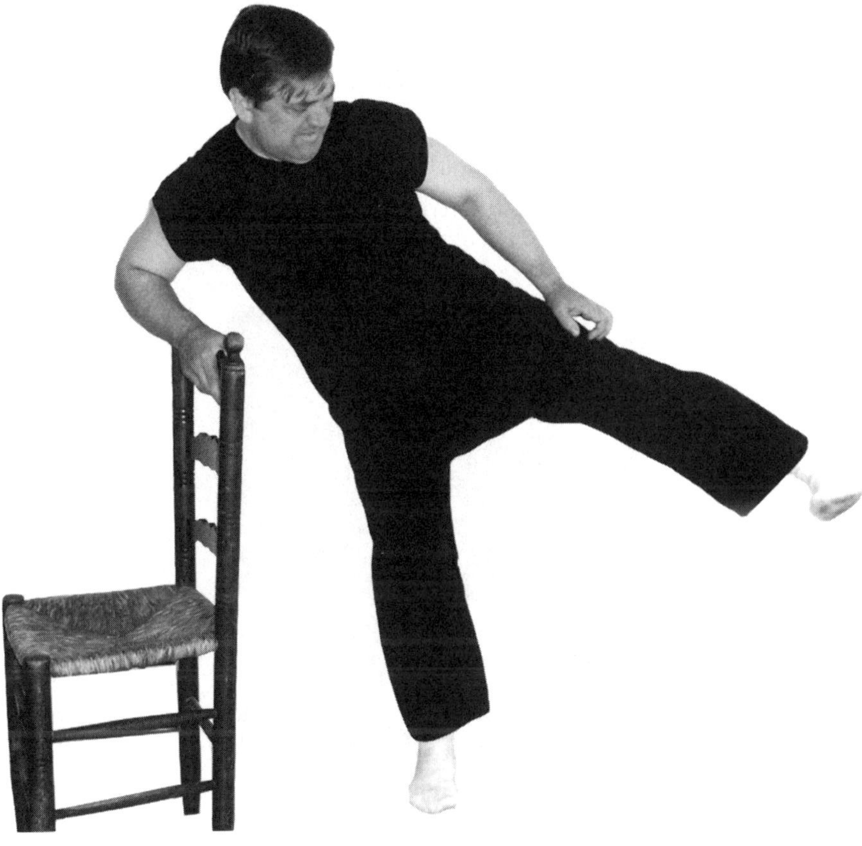

Expiration

Une fois le mouvement terminé, recommencez l'exercice à partir de la position de base.

Effectuez cet exercice 17 fois de chaque côté, faites une pause et passez à l'exercice suivant.

EXERCICES POUR LES MOLLETS

Exercice numéro 29

Posez votre pied gauche sur une chaise, l'extrémité de votre pied droit doit reposer sur un petit banc ou une câle d'environ 10 centimètre de haut (voir photo).

Le talon du pied droit doit être "dans le vide" de manière à étirer légèrement les muscles du mollet. Inspirez profondément.

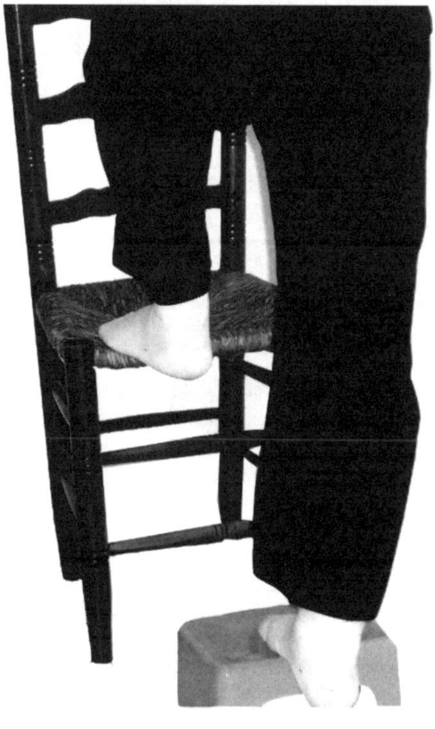

Inspiration

Expirez en poussant sur votre mollet droit pour vous retrouver sur la pointe du pied. Une fois en haut, contractez fortement votre mollet jusqu'à la fin de l'expiration.

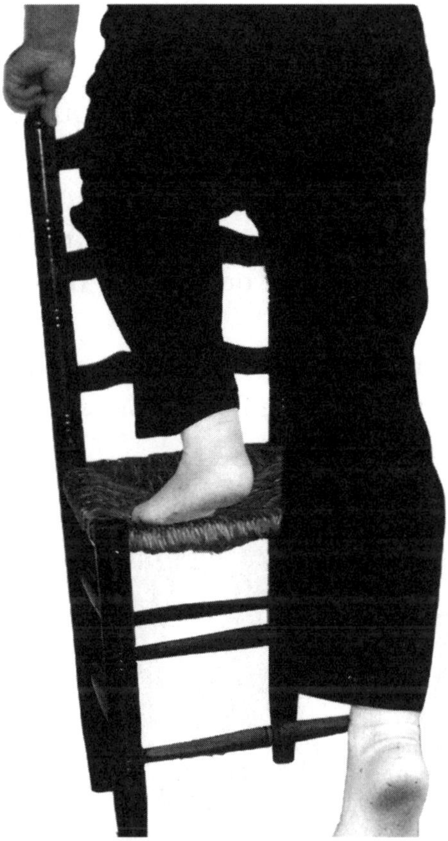

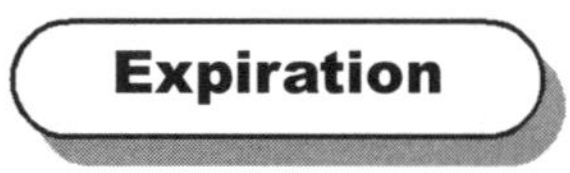

Effectuez cet exercice 17 fois de chaque côté, en veillant bien à la contraction prolongée en fin d'expiration.

Ensuite, faites une pause et passez à l'exercice suivant.

Exercice numéro 30

Debout devant une chaise, la main droite appuyée sur le dossier de cette chaise pour garder l'équilibre, respirez profondément et expirez en pliant la jambe gauche pour ramener votre pied gauche en arrière.

Votre main gauche doit résister au mouvement, sans cependant l'empêcher.

Pendant toute la durée de l'expiration, vous devez contracter tous les muscles de l'arrière de votre jambe.

Effectuez cet exercice 15 fois de chaque côté et passez à l'exercice suivant après une courte pause.

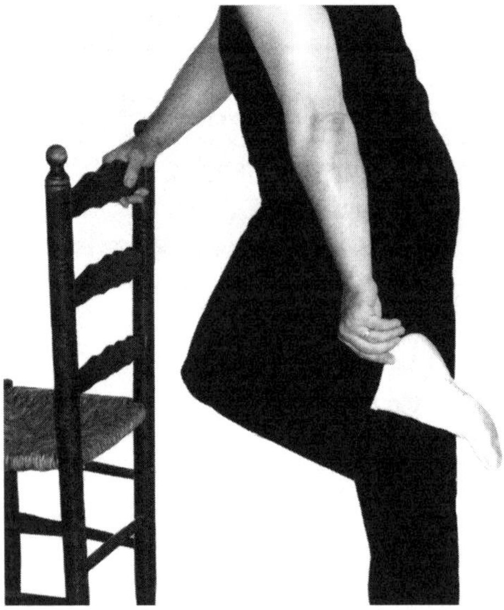

EXERCICES POUR LES AVANT-BRAS

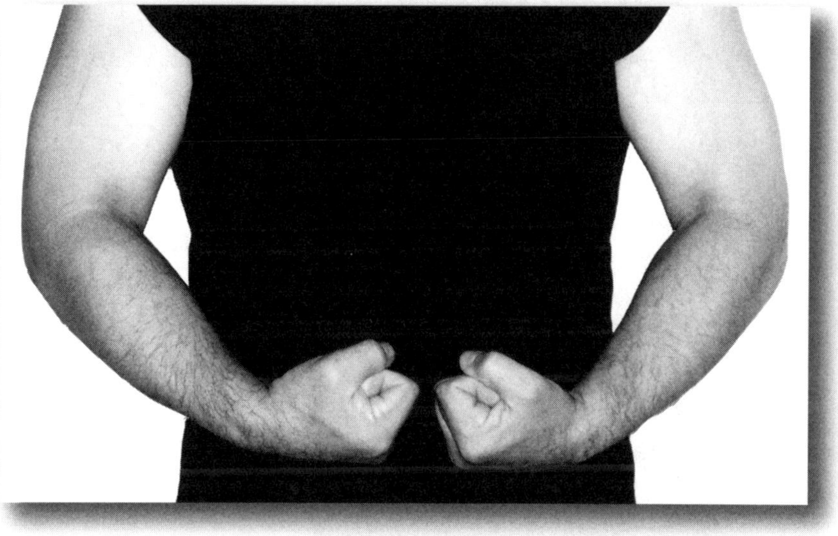

EXERCICES POUR LES AVANT-BRAS

Exercice numéro 31

Les pieds légèrement écartés, le bras droit plié, la main gauche posée sur le poignet droit.

Inspirez profondément.

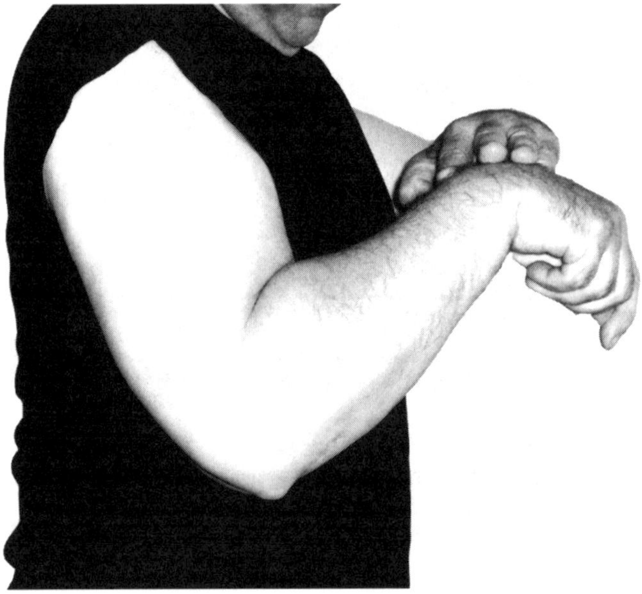

Inspiration

Tendez votre bras en contractant votre avant-bras. Pour cela, serrez fortement le poing.

Une fois l'expiration terminée, inspirez à nouveau en remontant l'avant-bras et en résistant avec la main gauche. Lorsque vous avez repris la position initiale, recommencez l'exercice depuis le début.

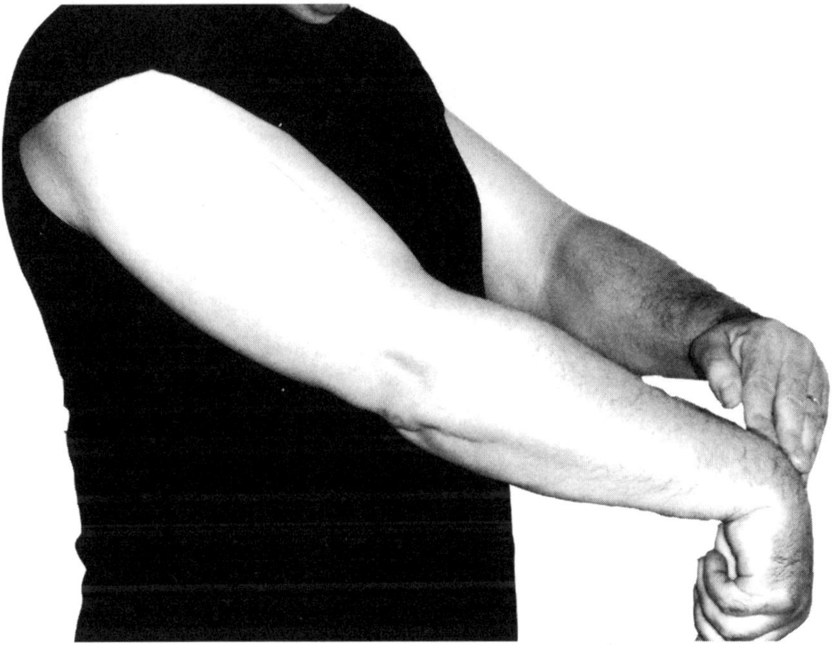

Expiration

Faites cela 17 fois de chaque côté et passez à l'exercice suivant.

Exercice numéro 32

Les pieds légèrement écartés, les bras pliés, les poings fermés dirigés vers vous, inspirez profondément.

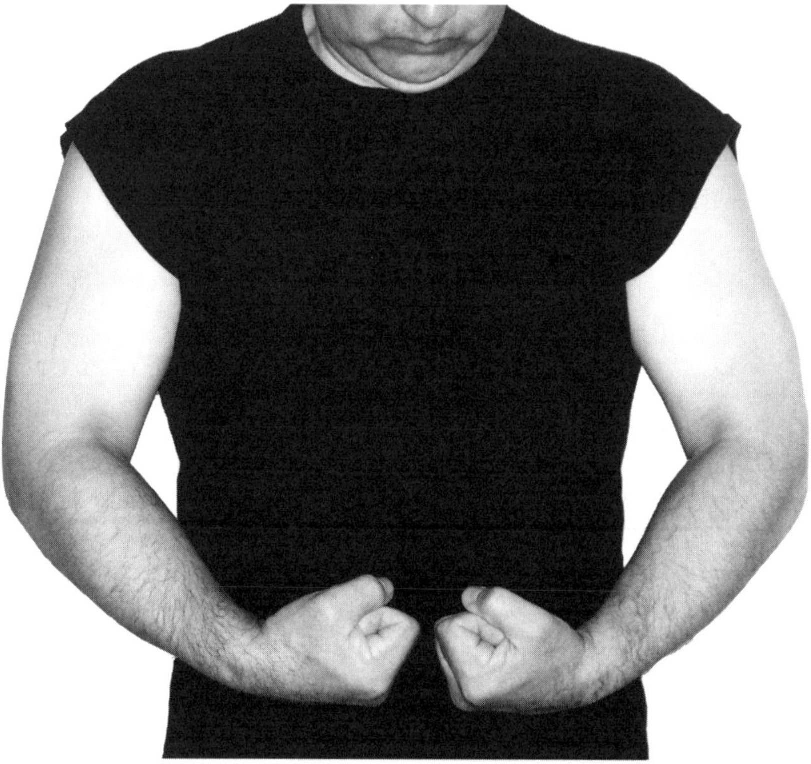

Inspiration

Soufflez en remontant les mains et en contractant les avant-bras.

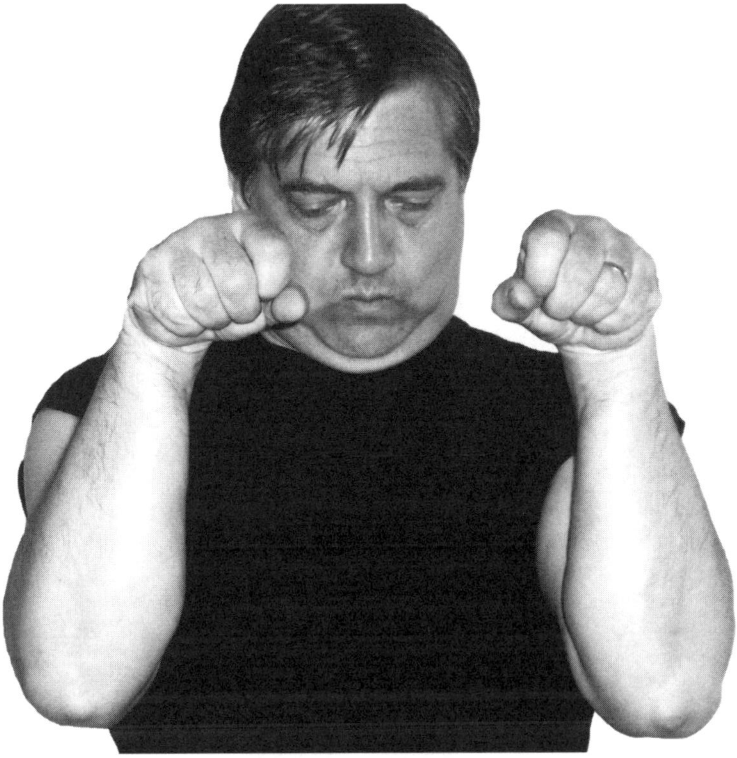

Expiration

Une fois l'expiration terminée, reprenez la position initiale et recommencez l'exercice depuis le début.

Effectuez cela 21 fois, faites une pause et passez à l'exercice suivant.

EXERCICE POUR LES ABDOMINAUX

Exercice numéro 33

Vous êtes debout, la jambe gauche devant, l'intérieur du gros orteil du pied gauche fortement appuyé sur le sol. Faites une profonde inspiration.

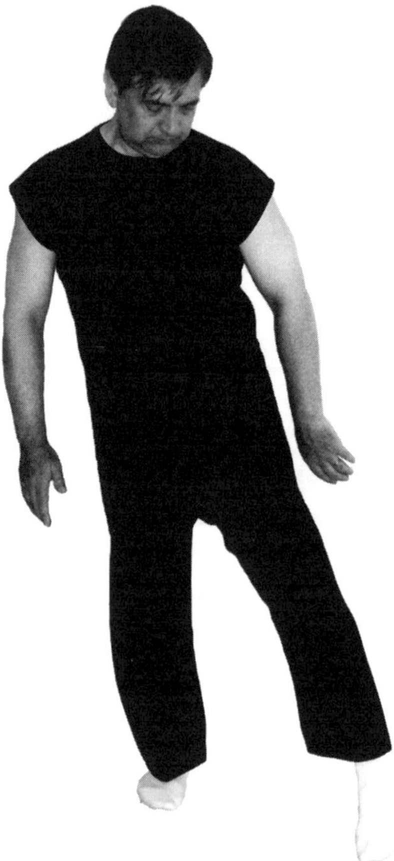

Inspiration

Tournez vers votre gauche, lentement, tout en poussant avec force un obstacle imaginaire avec votre main droite.

Tout ceci doit être exécuté en expirant lentement par la bouche, dans le même temps, contractez " à fond " vos abdominaux et exercez une forte pression avec l'orteil gauche sur le sol. Comme si vous vouliez imprimer une marque sur celui-ci !

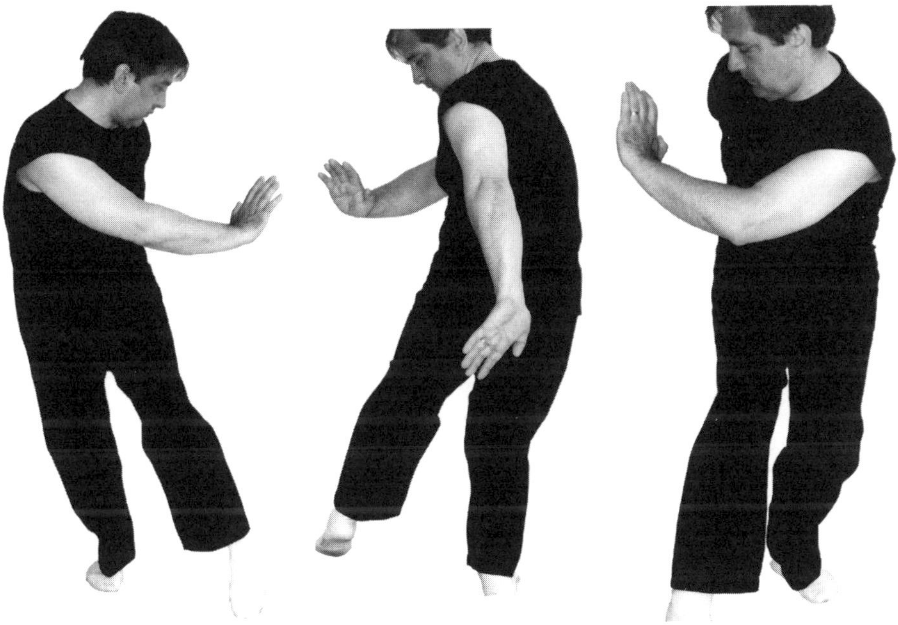

coté gauche — vue de dos — coté droit

Expiration

Effectuez cet exercice 21 fois à gauche puis 21 fois à droite.

Vous voici au terme de cette première partie. Prenez tout votre temps, n'essayez pas d'aller trop vite.

Cette méthode est " systématique ", il est donc inutile de vouloir brûler des étapes. Vous obtiendriez le résultat inverse de ce que vous voulez.

Si par contre vous suivez les instructions à la lettre, vos progrès seront à la hauteur de vos espérances.

LE GUERRIER DE PIERRE

L'ensemble des mouvements du "GUERRIER DE PIERRE" que vous allez maintenant pratiquer, va vous permettre de développer votre force et votre volume musculaire dans de grandes proportions. Mais, et vous le savez, toute technique, pour être efficace, doit être appliquée et utilisée.

Faites toute la série des exercices de cette deuxième partie chaque jour, de préférence le matin, mais si vous ne pouvez pas le matin, toute autre période de la journée conviendra également, surtout entre 14h et 16h ou 23h et 1 heure du matin, la tranche horaire du matin étant entre 5h et 7h.

Le GUERRIER DE PIERRE est un programme d'entraînement sérieux issu du Ch'I kong wu shu, et reposant sur la circulation de l'énergie et la respiration harmonisée avec un travail musculaire spécifique et particulièrement bien étudié.

C'est un travail identique dans ses bases à celui de la première partie, mais plus avancé quant aux résultats qu'il permet d'obtenir.

Tous les exercices qui demandent à être faits en contraction doivent être exécutés avec une contraction maximum.

Prenez un temps de repos entre les différents exercices, mais exécutez chacun d'entre eux correctement. (Aidez vous au besoin du DVD spécifique). De cela dépend le succès.

Commencez maintenant votre programme, mais tout d'abord prenez vous mensurations : bras, torse, tour de taille, etc. Notez-les et dans un mois recommencez.

Vous serez stupéfait des résultats que vous aurez obtenus.

Déjà en une semaine de pratique régulière, votre miroir vous renverra une image de votre corps en train de se muscler rapidement.

Une dernière chose : votre appétit va devenir plus important.

Alors, mangez de bonnes choses, évitez les graisses animales et le sucre blanc.

Un bon régime alimentaire est également important.

La qualité d'un mur ne dépend-elle de la qualité des matériaux avec lequel ce mur a été construit ?

Autre chose encore : si vous fumez ou buvez de l'alcool, les résultats seront divisés par 3 ; l'énergie s'accorde mal avec ces pollutions internes, et il lui faut d'abord les combattre avant de pouvoir faire autre chose.

Commencez maintenant votre entraînement et bon courage sur la route qui va vous mener à un corps encore plus sain, puissant et musclé.

Comme vous le constaterez, certains exercices de la première partie se retrouvent également dans le "GUERRIER DE PIERRE", cela est normal.

Le travail de fondation que vous avez posé lors de la pratique et de l'étude de la première partie, s'appuie obligatoirement sur le travail de la partie suivante.

C'est un peu comme dans l'étude de l'alphabet et de l'écriture.

Les premières lettres étudiées et apprises serviront tout au long de la vie pour écrire des mots, des articles, des lettres ou des romans.

Souvenez-vous bien que vous devez pratiquer les exercices du "GUERRIER DE PIERRE" dans l'ordre dans lequel ils vous sont présentés ici.

Même si vous avez déjà pratiqué les exercices dans la première partie.

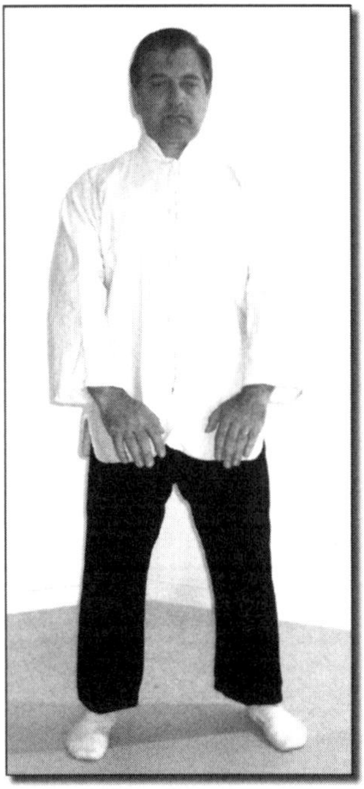

Photo début :

Vous êtes en position debout, bien détendu, les bras le long du corps, les épaules relâchées, mais pas "tombantes".

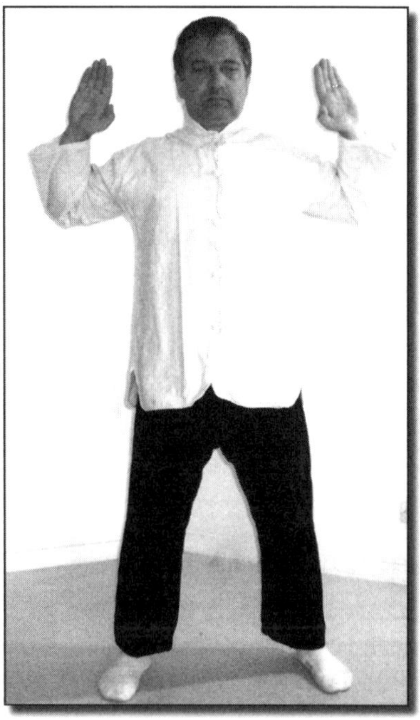

Photo 1 :

A partir de la position précédente, montez les mains à hauteur de votre tête tout en inspirant profondément. Gardez la même position de jambes.

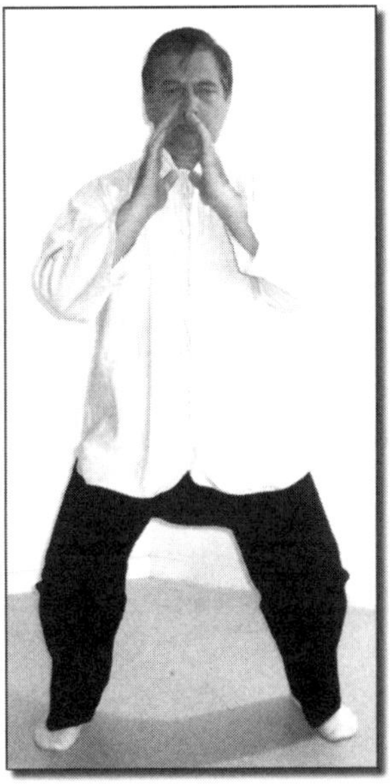

Photo 2 :

En expirant lentement, rapprochez doucement les mains l'une de l'autre, en faisant " comme si vous écrasiez quelque chose de très résistant entre vos deux mains.

Dans le même temps, descendez sur vos jambes, de manière à ce que vos genoux soient fléchis, mais sans exagération.

Photo 3 :

A la fin de l'expiration, relâchez toute contraction musculaire, ramenez, en inspirant, vos mains à hauteur de votre visage. Tous les muscles du haut du corps doivent être détendus.

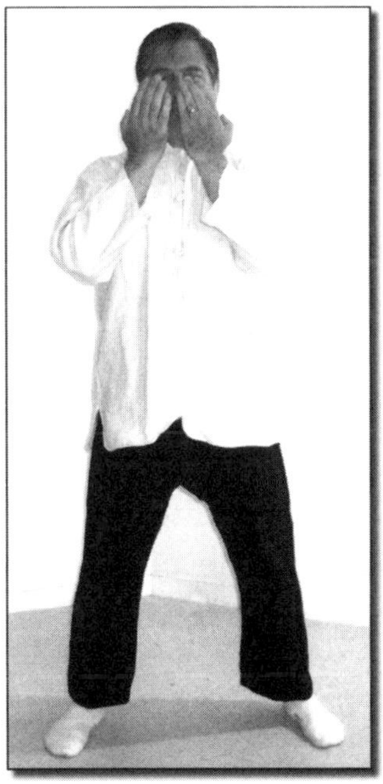

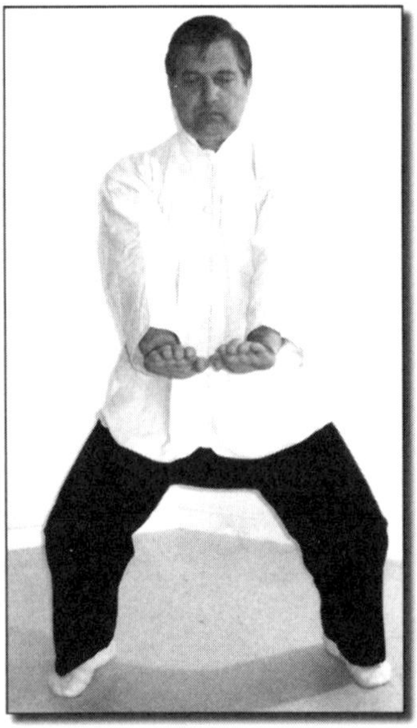

Photo 4 :

Une fois l'inspiration lente complétée, fléchissez vos jambes en expirant et en poussant un obstacle fictif et très lourd, avec vos deux mains, tout en contractant tous les muscles du haut du corps. Poursuivez la contraction totale jusqu'à la fin de l'expiration.

Photo 5 :

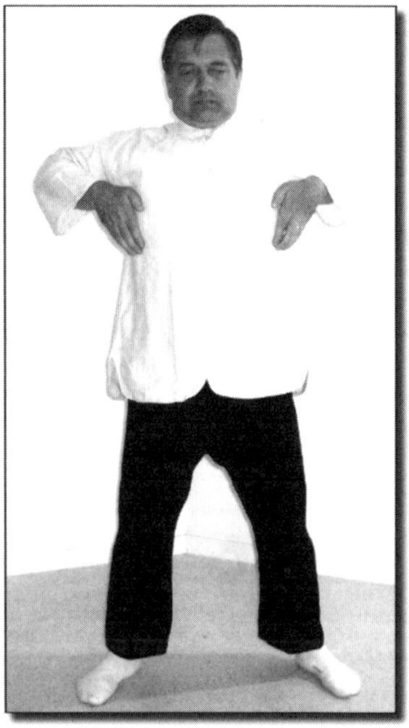

Remontez sur vos jambes, de manière à ce quelles soient tendues, mais non crispées et inspirez lentement tout en tirant vos mains vers vous.

Amenez vos deux mains le plus près possible de vos aisselles et faites en sorte que la paume de chaque main soit en contact avec vos côtes.

Quand votre inspiration est complète, remontez les

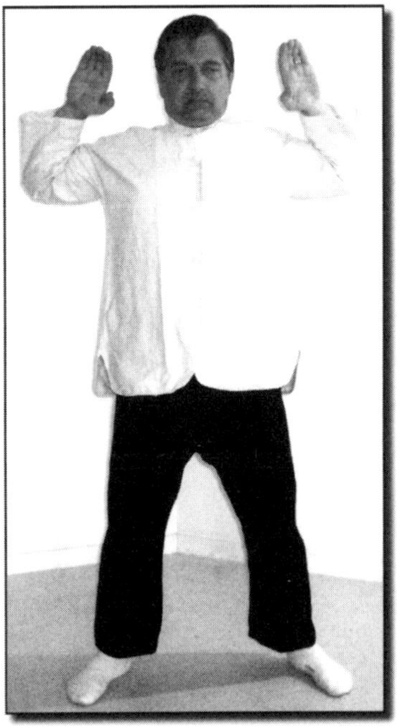

mains à hauteur de votre visage comme sur la photo 6 et recommencez tout le cycle.

Faites cela 3 fois de suite le premier mois, puis 6 fois les mois suivants.

Ensuite passez à l'exercice suivant.

Photo 6.

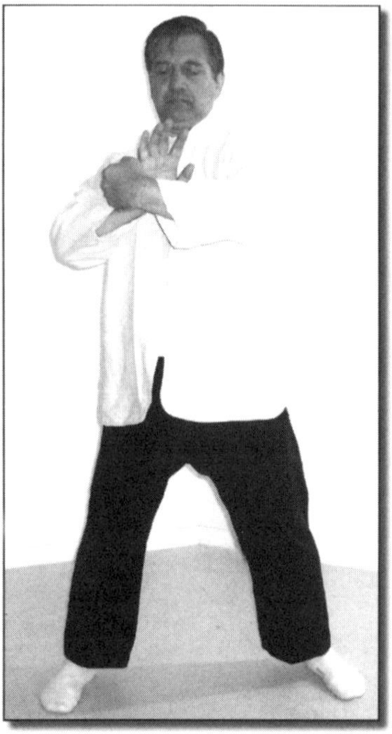

Photo 7 :

En inspirant, fermez votre poing gauche, le poignet légèrement plié.

Dans le même temps approchez votre main droite de l'intéricur du poignet gauche sans le toucher.

Vos pieds sont légèrement écartés.

Photo 8 :

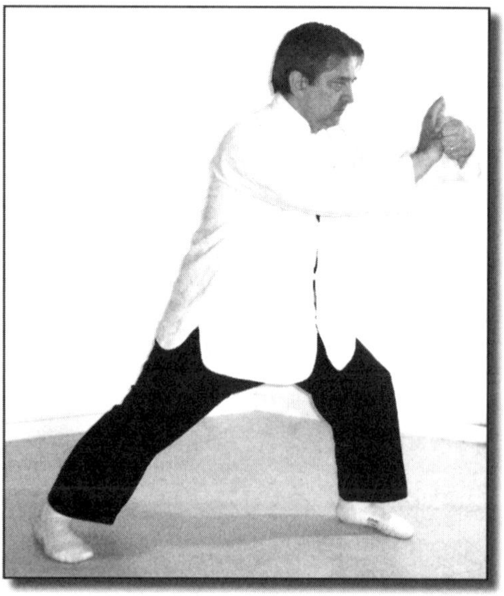

Quand votre inspiration complète est terminée, déplacez votre pied gauche vers votre côté gauche et fléchissez votre jambe gauche, tout en faisant face vers votre côté gauche.

Dans le même temps, tendez vos bras devant vous en expirant lentement.

Gardez les mains dans les mêmes positions que sur la photo 7, et contractez tous vos muscles pendant l'exécution du mouvement.

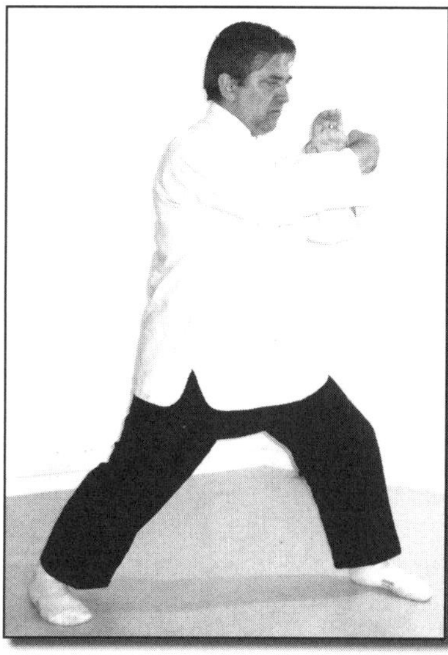

Photo 9 :

Quand votre expiration est terminée, inversez les positions des mains tout en inspirant profondément et en vous redressant.

Photo 10 :

Amorcez le même mouvement de l'autre côté, c'est-à-dire le droit, en commençant à expirer très lentement.

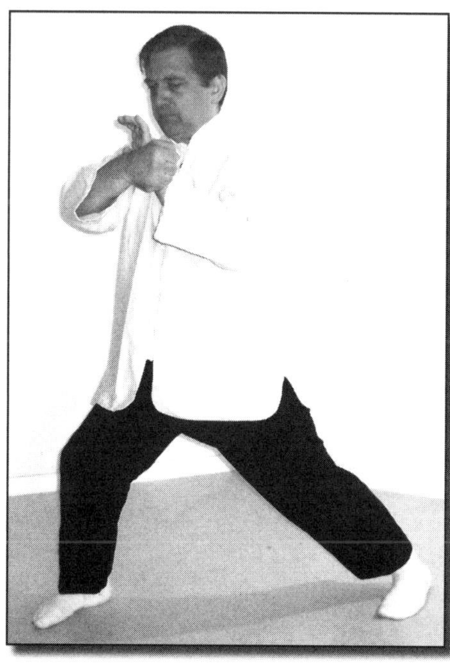

Photo 11 :

Faites exactement la même chose que pour la photo 8. A la fin de l'expiration, enchaînez le mouvement de l'autre côté.

Faites cet exercice 3 fois de chaque côté le premier mois, 6 fois les mois suivants.

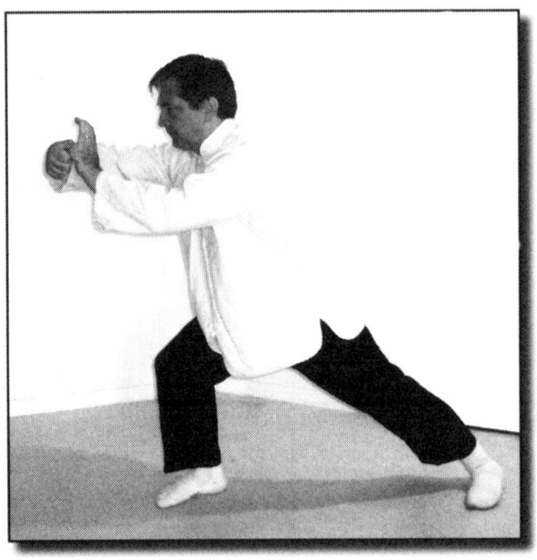

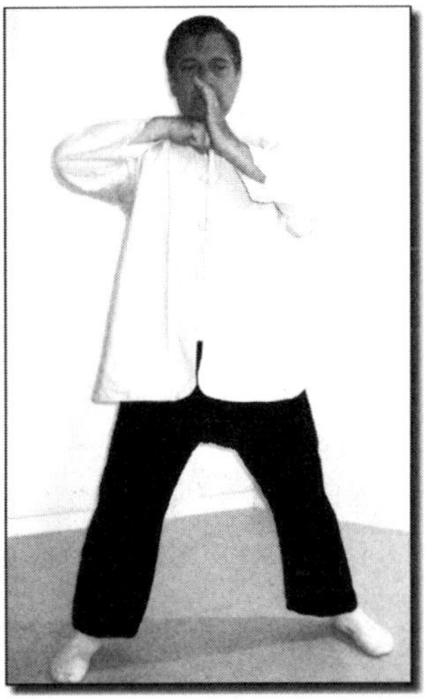

Photo 12 :

Les pieds un peu plus écartés que de la largeur de vos épaules, en inspirant amenez votre poing droit fermé contre votre paume gauche. Les doigts de votre main gauche doivent être joints et pointés vers le ciel, tout en faisant une légère courbe.

Photo 13 :

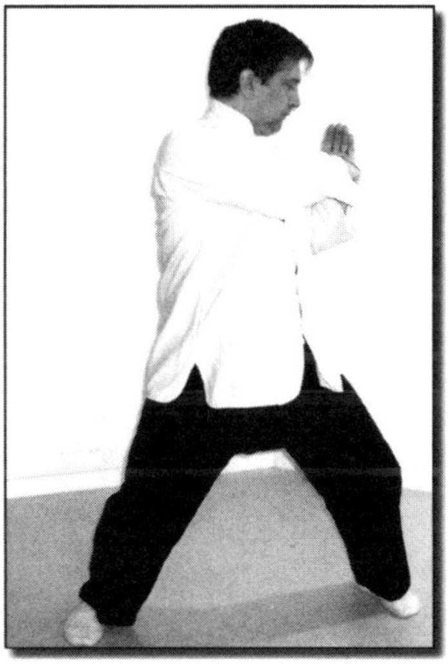

En expirant lentement, tournez vous vers votre gauche.

Votre poing droit pousse fortement sur votre main gauche, laquelle doit opposer une résistance assez puissante pour freiner votre poing gauche.

Quand vous êtes totalement tourné vers votre gauche, continuez à expirer en contractant tous les muscles du haut du corps.

Notez bien que pendant tout l'exercice les deux jambes sont fléchies et les pieds le plus parallèles possible.

Photo 14 :

Inversez la position des mains.

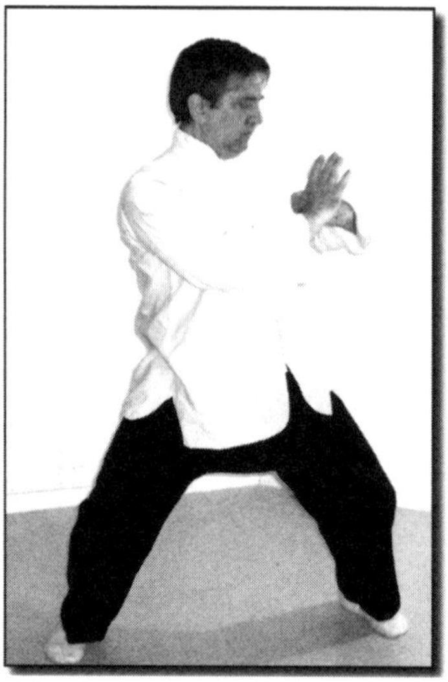

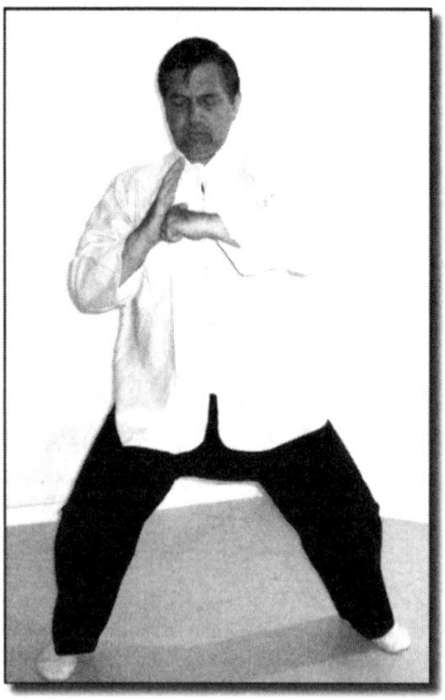

Photos 15 et 16 :

Exécutez l'exercice de l'autre côté, en respectant bien la même manière de le faire.

Gardez une attention toute particulière au fait de ne pas redresser les jambes pendant toute la durée de cet exercice.

Cette position particulière, sur ce mouvement, permet un travail musculaire important au niveau des muscles de la taille et, bien entendu, des cuisses et des mollets.

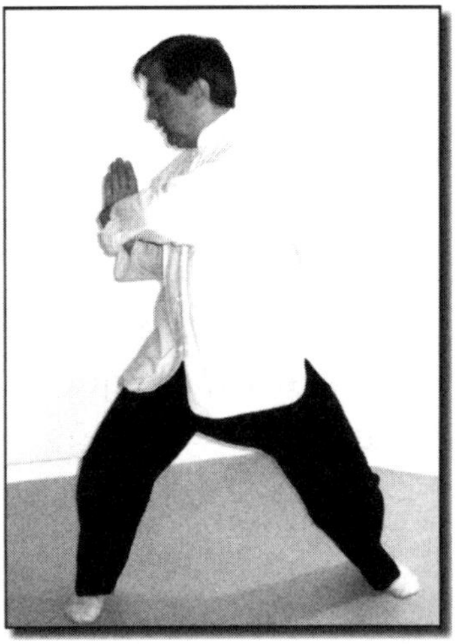

Faites cet exercice 10 fois de chaque côté le premier mois et 20 fois les mois suivants.

Son exécution est très rapide, mais sont efficacité est très grande. Quand vous avez fait le nombre de répétitions requises, passez à l'exercice suivant.

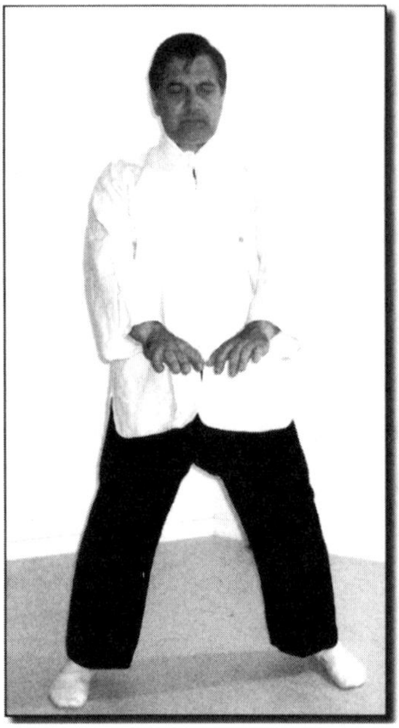

Photo 17 :

Debout, les bras tendus devant vous, les mains ouvertes, expirez profondément en contractant les muscles de la cage thoracique et les pectoraux.

Photo 18 :

Fermez vos poings et serrez-les fortement, tout en inspirant et en les amenant contre vos côtes, le plus près possible de vos aisselles.

Vos jambes sont droites à ce moment.

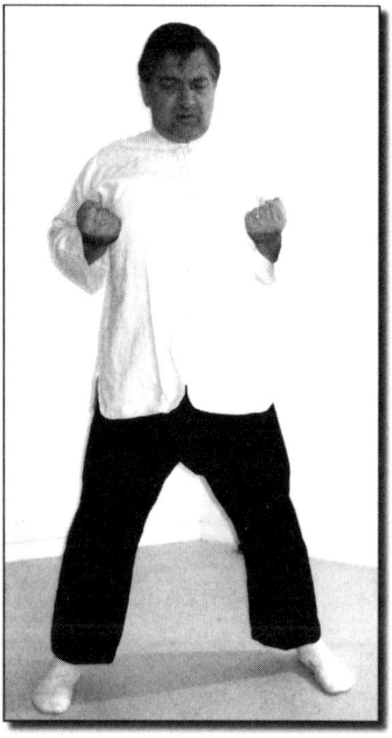

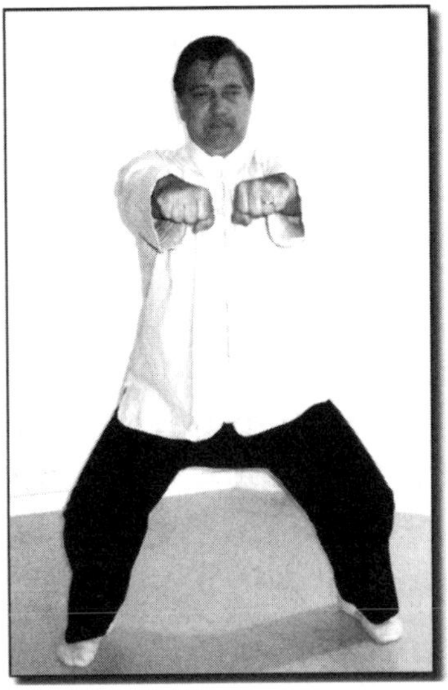

Photo 19 :

Quand votre inspiration profonde est terminée, commencez à dcsccndrc lentement sur vos jambes en expirant très lentement.

Dans le même temps, poussez très longtement vos deux poings devant vous, comme si vous poussiez quelque chose de très lourd. Faites une rotation des poings de manière à ce que vos paumes se retrouvent en direction du sol, alors quelles étaient tournées vers le ciel dans la position précédente. Continuez la contraction jusqu'à la fin complète de l'expiration.

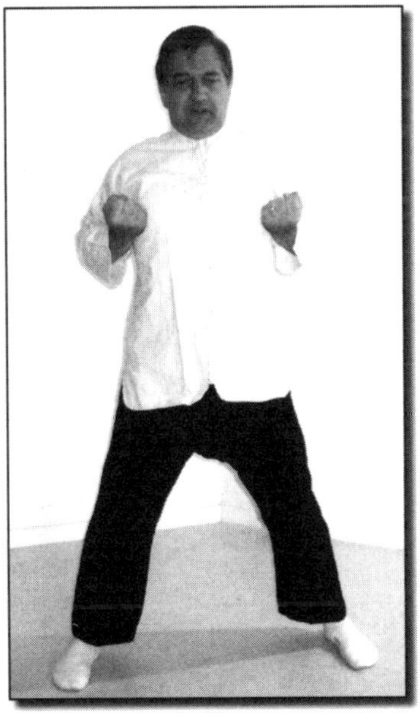

Photo 20 :

Remontez lentement sur vos jambes tout en inspirant et en tirant vos poings vers vous.

Pendant que vous tirez vos poings vers vous, vous devez avoir la sensation qu'ils sont retenus par des " élastiques " très forts et qu'il vous est difficile de les ramener.

Continuez l'inspiration jusqu'à ce que vos poings se retrouvent dans la position correcte de la photo, ainsi que vos jambes.

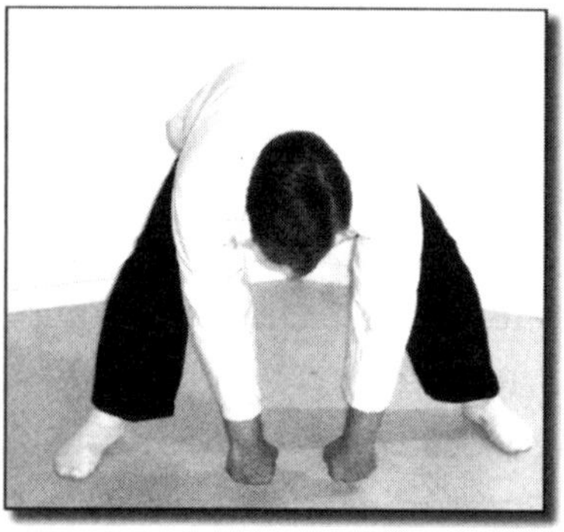

Photo 21 :

L'inspiration terminée, penchez vous en avant, tout en contractant tous les muscles du haut du corps et en descendant vos poings vers le sol.

Continuez la contraction des muscles et restez dans la position, jusqu'à la fin de l'expiration.

Photo 22 :

Quand l'expiration est terminée, commencez à vous redresser lentement et à inspirer de même tout en tirant les poings vers vous jusqu'au niveau de votre taille. La contraction des muscles doit être complète là aussi.

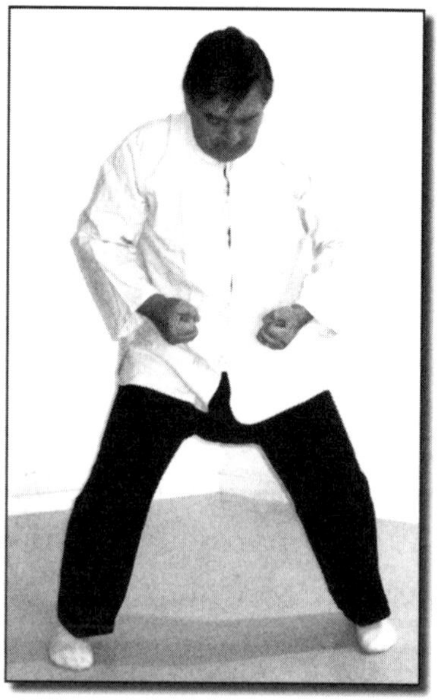

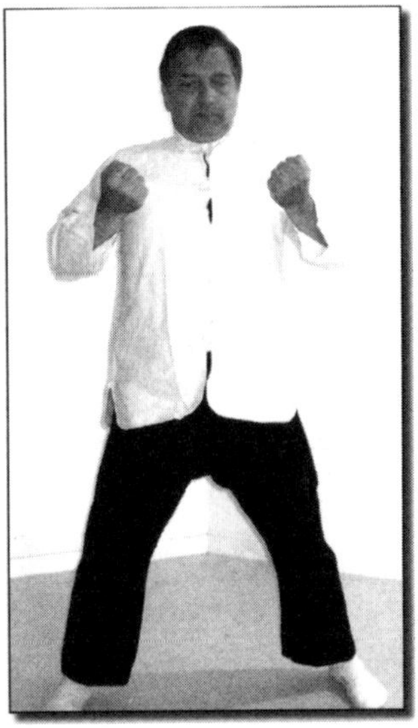

Photo 23 :

L'inspiration terminée, bloquez le souffle une seconde et montez les poings à hautcur de vos pectoraux.

Photos 24 et 25 :

Tout en expirant lentement poussez vos deux poings fermés vers le ciel, comme si vous poussiez quelque chose de très lourd au-dessus de votre tête, expirez lentement jusqu'à ce que vos bras soient bien tendus, portez votre regard sur les phalanges des index de chaque main.

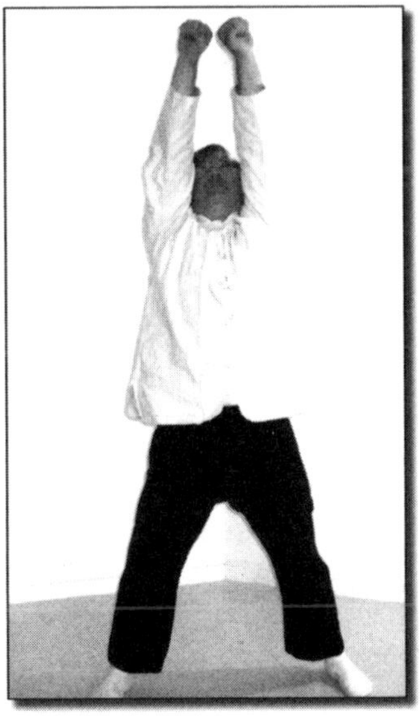

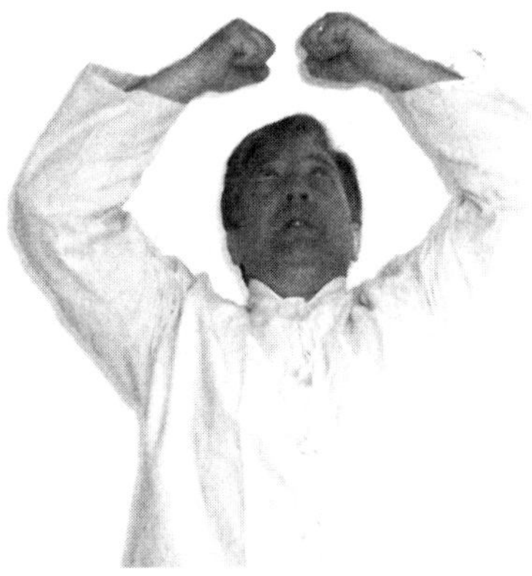

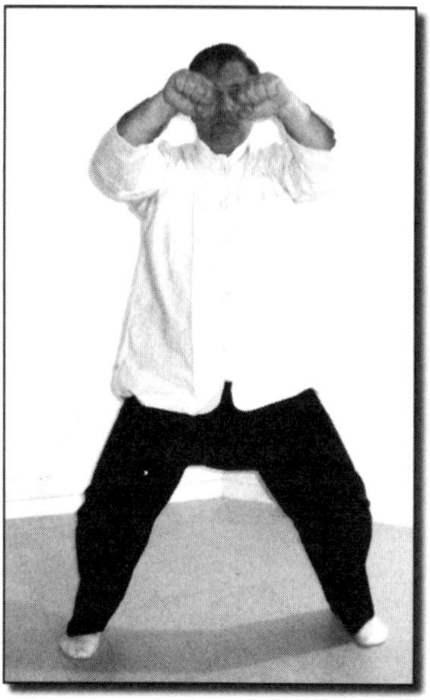

Photos 26 et 27 :

A la fin de l'expiration, tout en ayant les poings fortement serrés comme tout au long de cet exercice, commencez à inspirer lentement en tirant vos poings vers le bas.

Là aussi, la sensation de tirer des élastiques très résistants doit être présente, ainsi que la contraction complète des muscles du haut du corps et des bras et avant-bras.

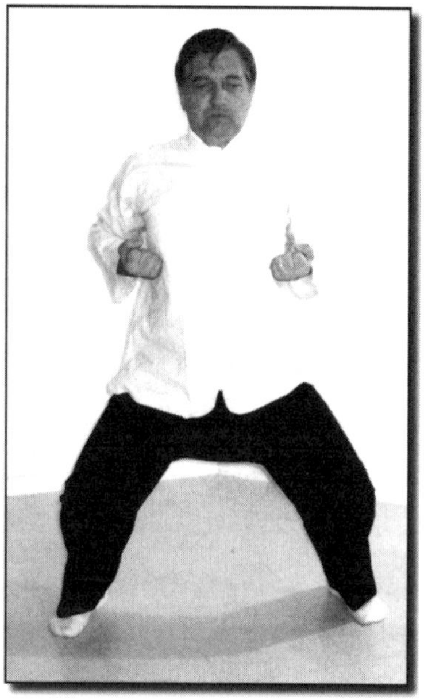

En position de la photo 27, votre inspiration doit être complète. A partir de là, sans relâcher la fermeture des poings, recommencez tout le cycle.

Faites six cycles complets le premier mois et 12 les mois suivants.

Puis passez à l'exercice suivant.

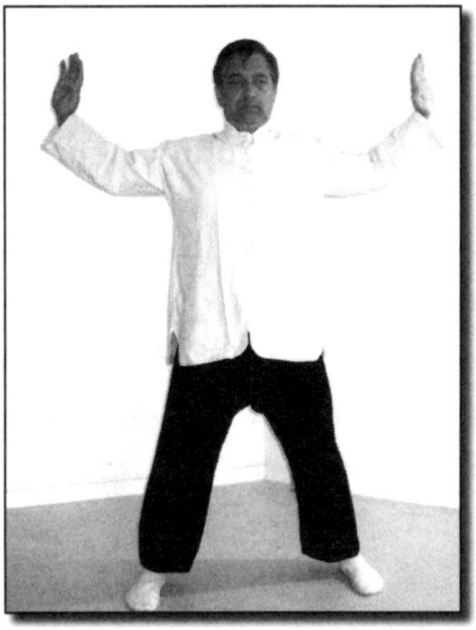

Photo 28 :

Debout jambes écartées, mains levées au-dessus de la tête et sur les côtés. Inspirez profondément.

Photos 29 et 30 :

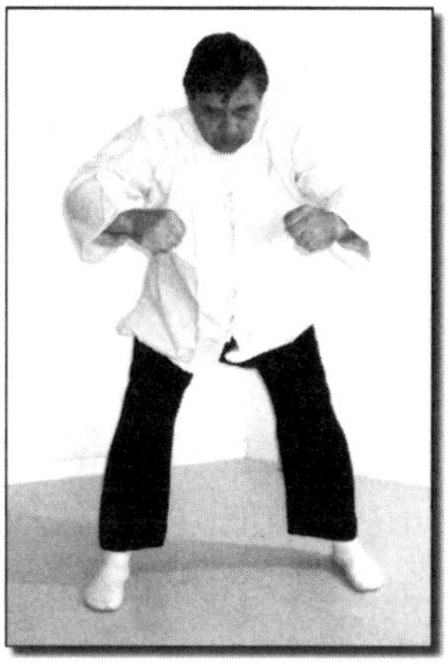

Expirez lentement. Contractez fortement vos muscles, tout en amenant vos poings devant vous, dans un mouvement descendant et circulaire.

Contractez fortement également les muscles des jambes. Appuyez dans le même temps votre menton contre votre poitrine.

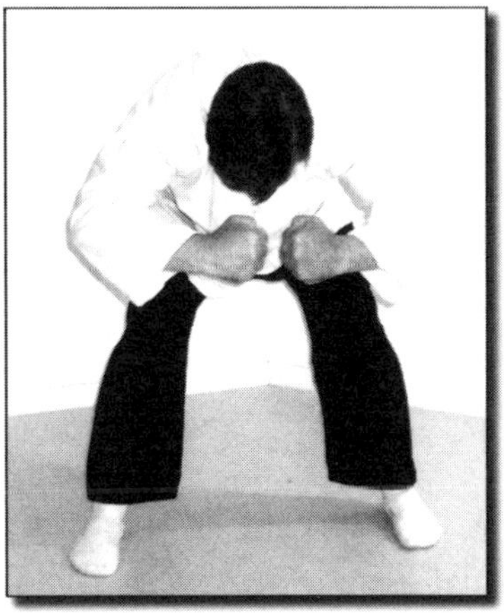

A la fin de l'expiration, reprenez la position initiale et recommencez le mouvement.

Exécutez-le 3 fois de suite le premier mois. 6 fois les mois suivants.

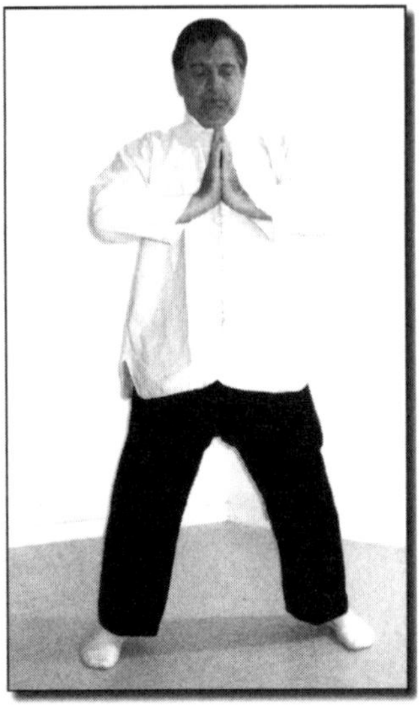

Photo 31 :

Après avoir pris une profonde inspiration, posez vos mains l'une contre l'autre et, tout en expirant lentement, poussez très fort vos mains l'une contre l'autre, tout en pliant vos jambes.

Photo 32 :

A la fin de l'expiration, crochetez vos doigts ensemble et tirez-les en sens inverse tout en inspiration.

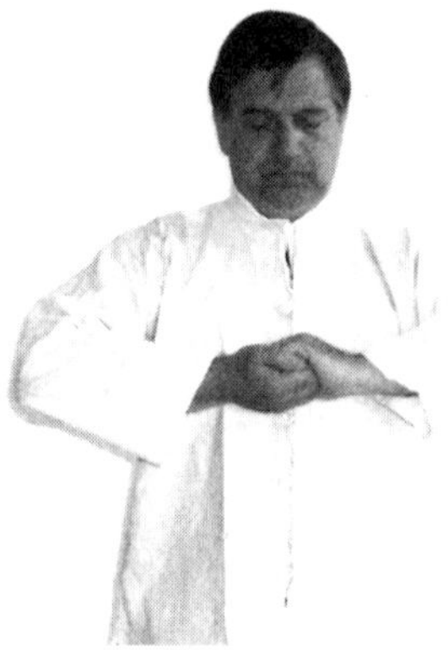

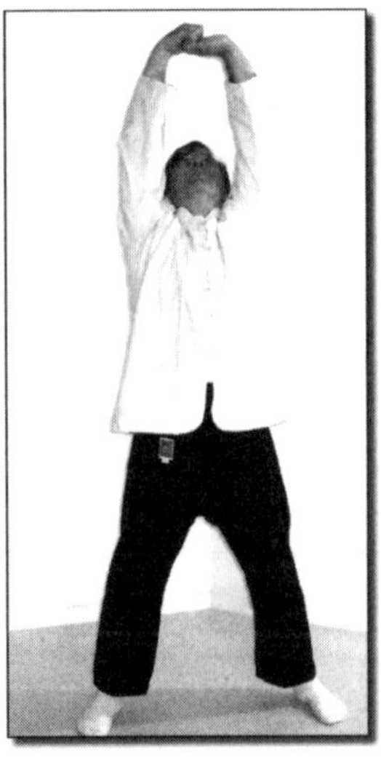

Photo 33 :

Continuez à respirer et à tirer sur vos doigts tout en montant les bras.

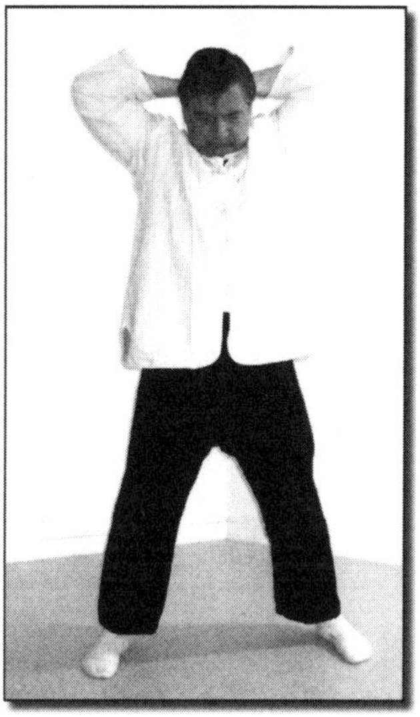

Photo 34 :

Puis expirez lentement en gardant la contraction en descendant les mains contre votre nuque.

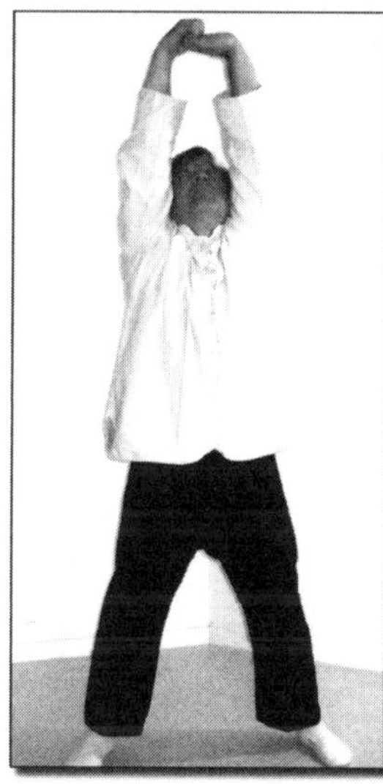

Photo 35 :

Repoussez les bras vers le haut en inspirant toujours de la même manière.

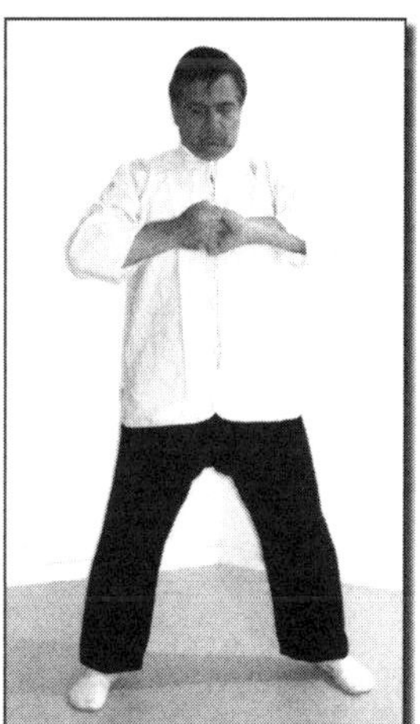

Photo 36 :

Redescendez les mains, en expirant, devant votre poitrine. Puis recommencez l'exercice depuis la photo 31.

Cet exercice est à faire 3 fois de suite le premier mois. 6 fois les mois suivants, à chaque séance d'entraînement.

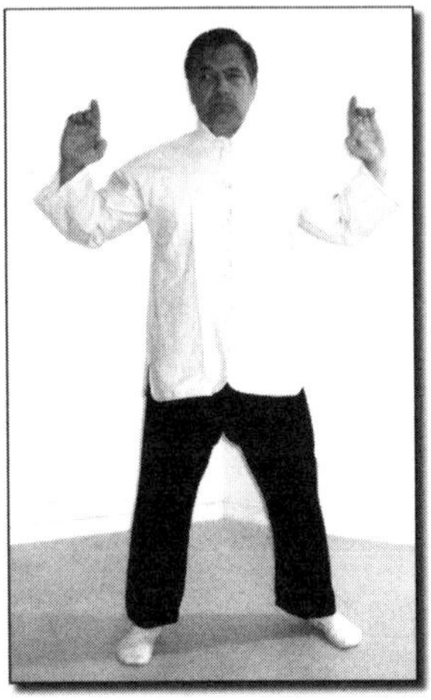

Photo 37 :

Jambes écartées, bras et doigts pliés, à l'exception des index. Prenez une profonde inspiration.

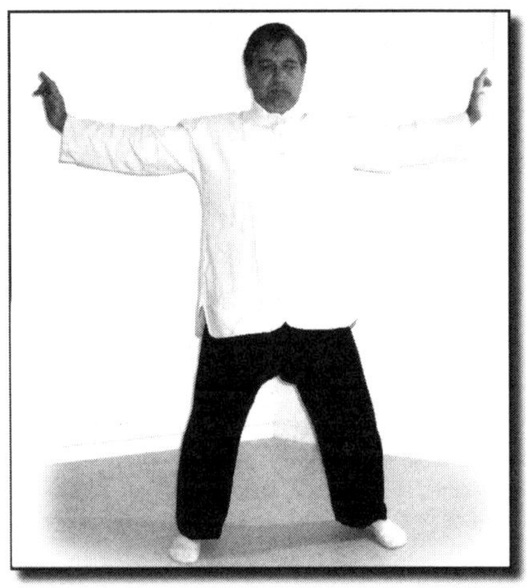

Photo 38 :

Tout en expirant lentement et en contractant fortement vos muscles, écartez vos mains sur les côtés jusqu'à la fin de l'expiration.

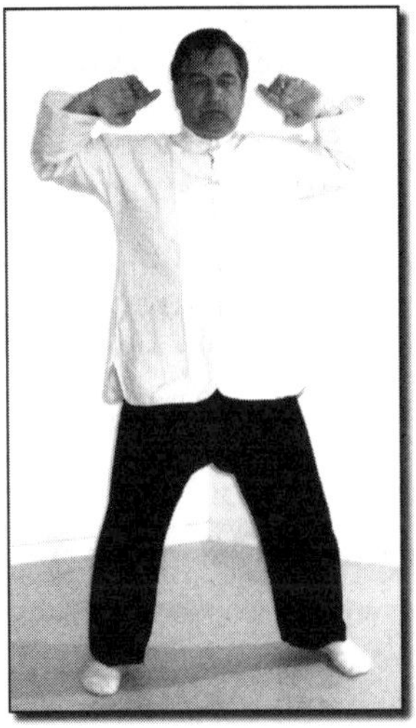

Photo 39 :

En inspirant, et en contractant, revenez à la position initiale.

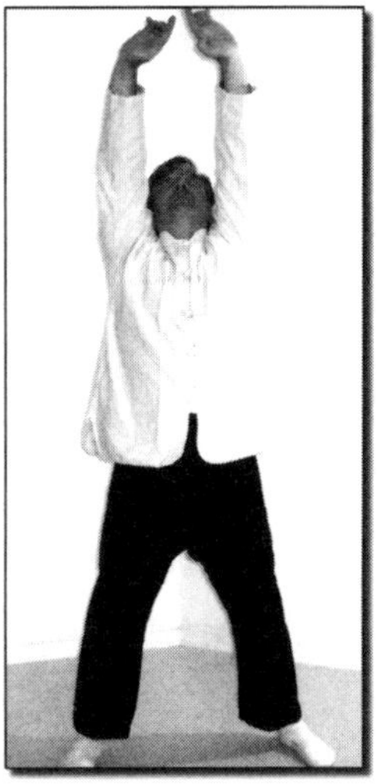

Photo 40 :

Expirez lentement, contractez les muscles, redressez les jambes et poussez vos mains vers le haut jusqu'à la fin de l'expiration.

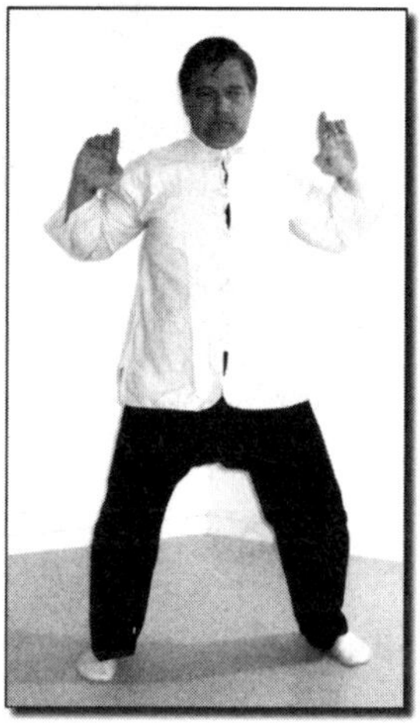

Photo 41 :

Redescendez vos mains en inspirant et en contractant vos muscles.

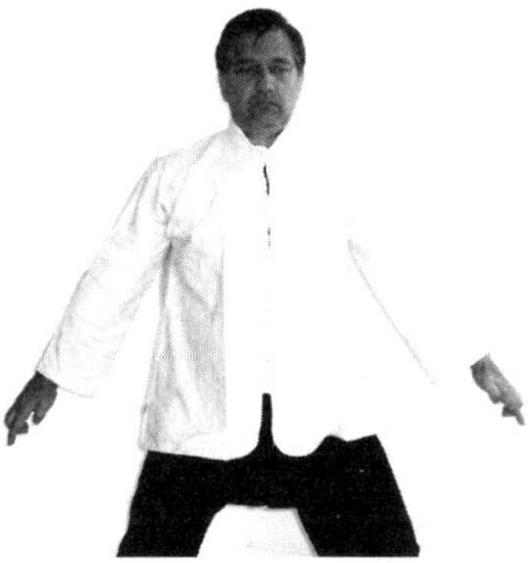

Photo 42 :

Puis dépliez simplement les bras vers le bas, tout en expirant lentement et en contractant les muscles. Ensuite, revenez en position initiale et recommencez tout le cycle de l'exercice.

A exécuter 3 fois de suite le premier mois. 6 fois de suite les mois suivants, à chaque séance d'entraînement.

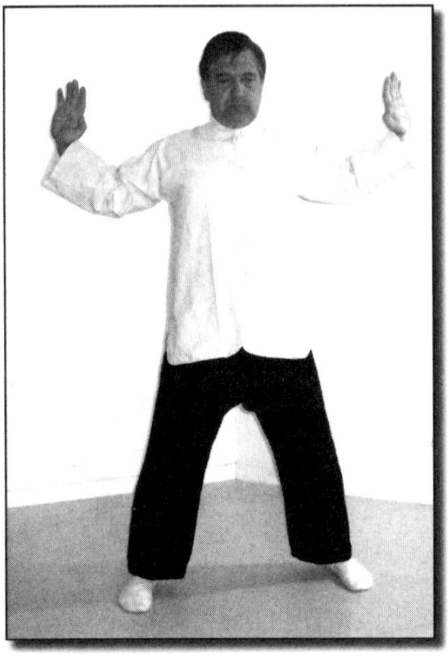

Photo 43 :

Inspirez profondément et lentement par le nez tout en montant vos mains sur les côtés.

Photo 44 :

Puis expirez lentement tout en contractant les muscles progressivement.

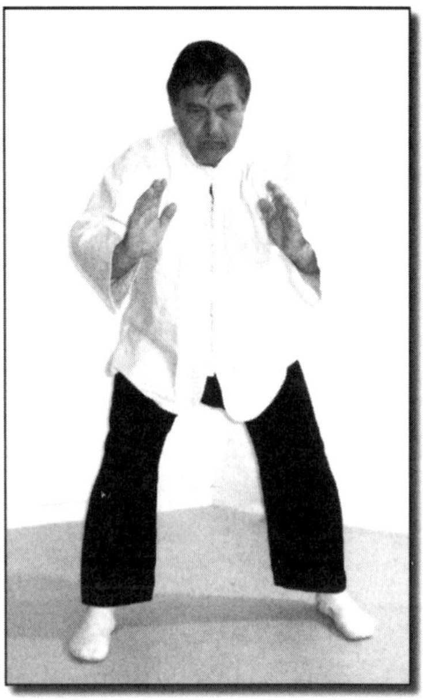

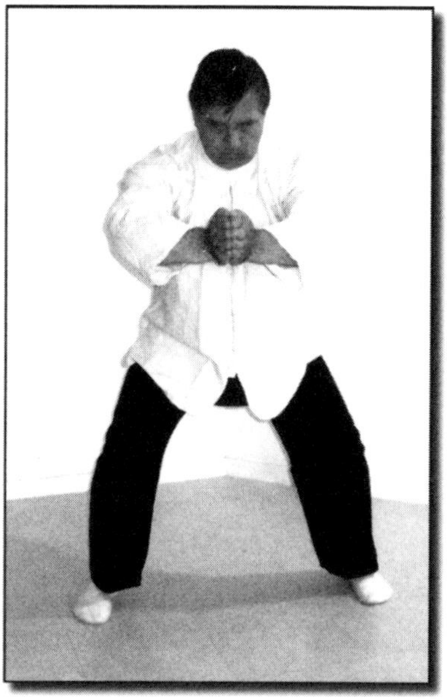

Photo 45 :

Quand vos mains se touchent, appuyez-les fortement l'une contre l'autre, et contractez tous vos muscles à fond, jusqu'à la fin de votre expiration.

A la fin de l'expiration, reprenez la position de la photo 43 en inspirant profondément et en recommençant le cycle.

Exécutez cela 3 fois de suite le premier mois, puis 6 fois les mois suivants comme pour les autres exercices.

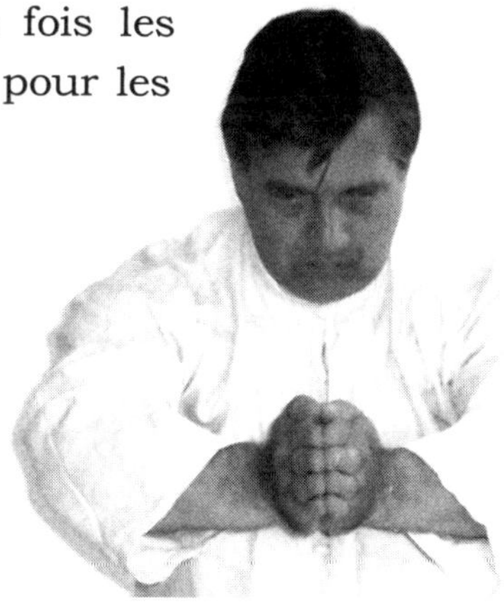

Gros plan

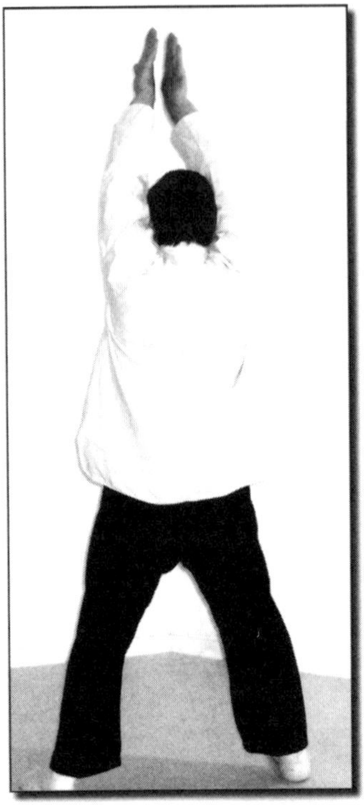

Photo 46 :

Depuis la position précédente, inspirez profondément tout en tirant bien les mains vers le haut, jambes tendues.

Photo 47 :

Descendez lentement sur les jambes et amenez vos mains derrière vous.

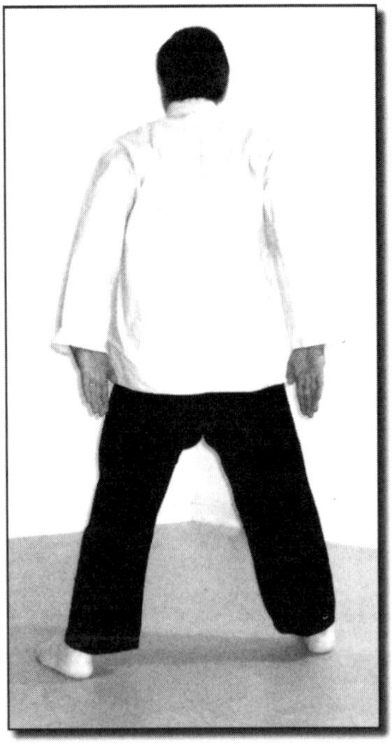

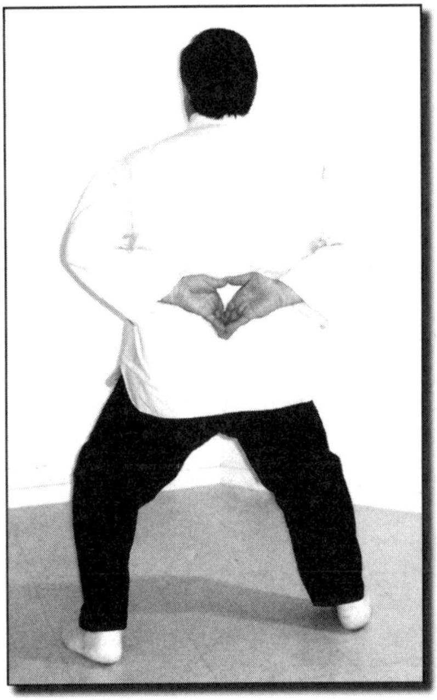

Photo 48 :

Appuyez fortement vos doigts les uns contre les autres, et contractez tous vos muscles tout en expirant lentement.

A la fin de l'expiration, recommencez l'ensemble de l'exercice depuis la photo 46.

A exécuter 3 fois chaque séance le premier mois, puis 6 fois chaque séance les mois suivants.

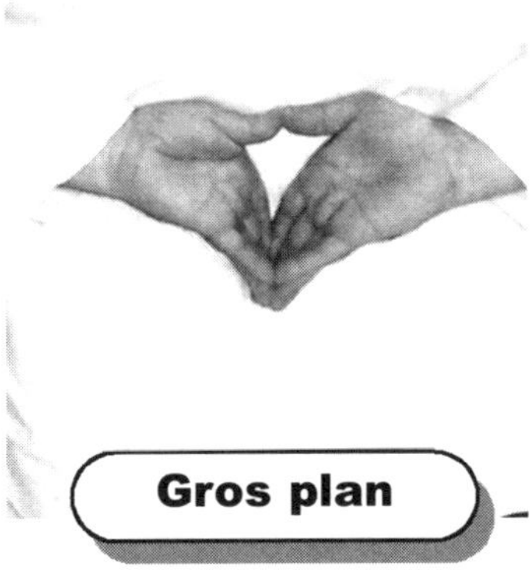

Photo 49 :

Tendez vos bras sur les côtés tout en inspirant profondément.

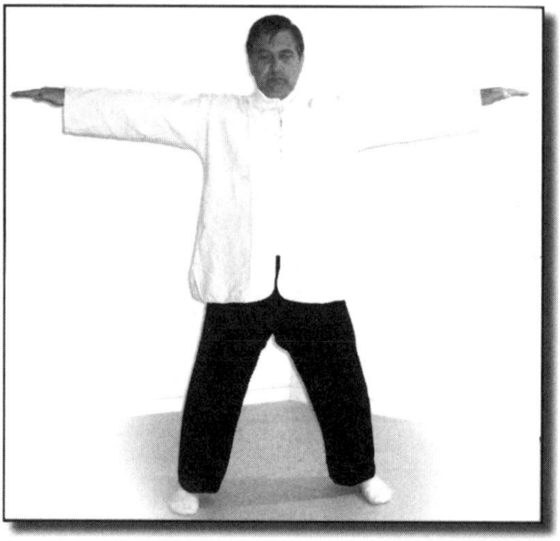

Photo 50 :

Contractez fortement vos muscles et, tout en expirant lentement, descendez vos mains vers vos cuisses jusqu'à la fin de l'expiration.

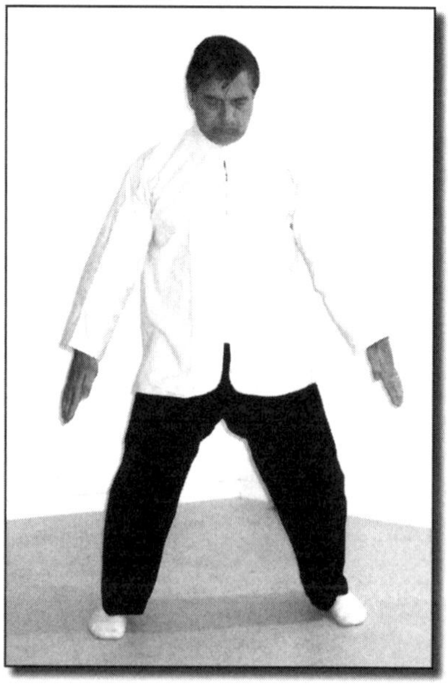

Photo 51:

Inspirez lentement tout en contractant les muscles et remontez vos mains en position de départ.

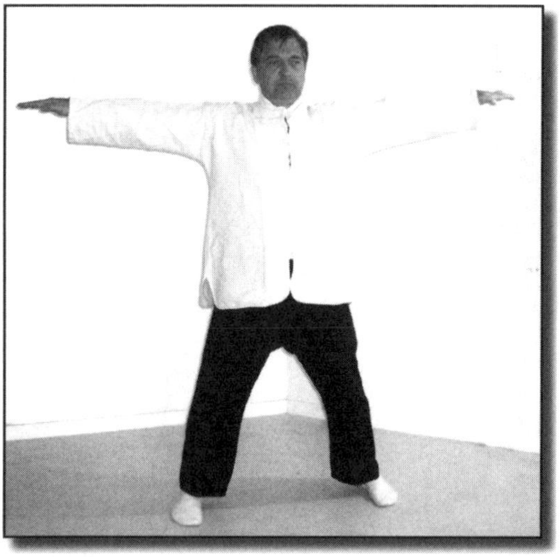

Photo 52 :

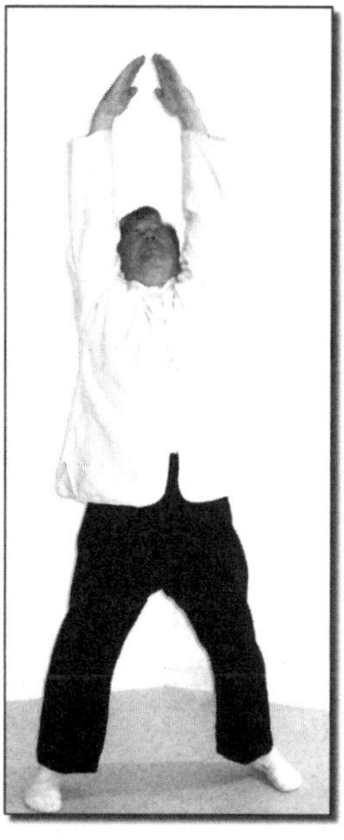

Ensuite, expirez lentement tout en contractant vos muscles et amenez vos mains au-dessus de votre tête, bras tendus.

A la fin de l'expiration, recommencez l'exercice à partir de la photo 49

A faire 3 fois le premier mois et 6 fois les mois suivants à chaque séance d'entraînement.

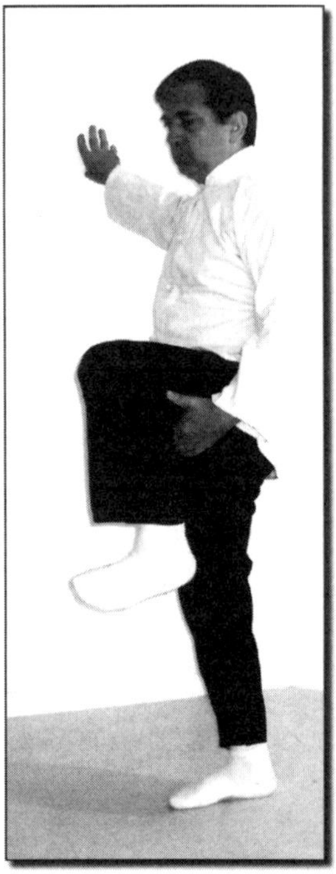

Photo 53 :

Debout sur le pied droit, votre main droite appuyée contre un mur, votre jambe gauche pliée, main gauche posée au-dessus de la cuisse. Vous inspirez profondément et lentement.

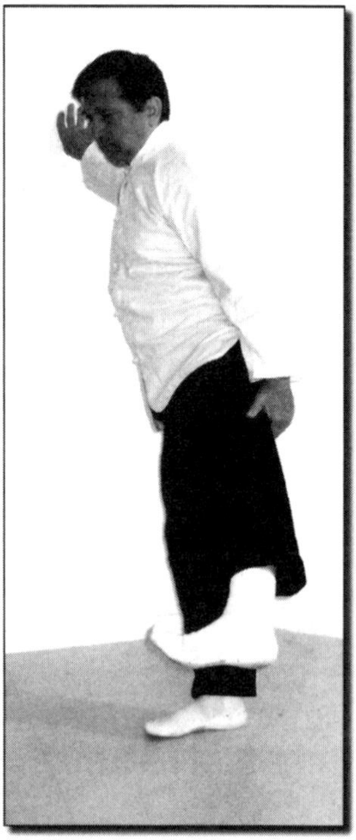

Photo 54 :

Ensuite, en contractant UNIQUEMENT tous les muscles de votre jambe gauche, vous poussez votre pied gauche lentement vers le sol, tout en contractant également la cheville et les orteils gauches.

A la fin de l'expiration, vous recommencez encore 2 fois l'exercice.

Photos 55 et 56 :

Puis, vous inversez la position et vous exécutez l'exercice de l'autre côté.

A faire comme également 3 fois de ce côté.

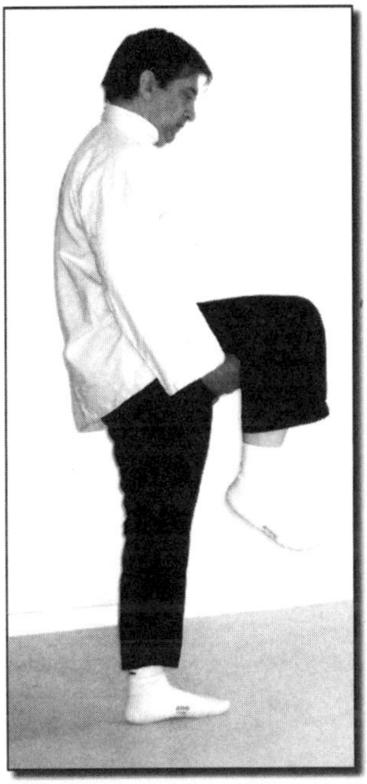

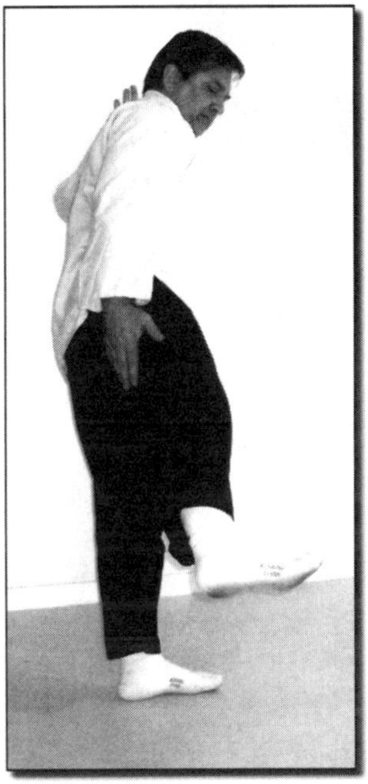

Côté gauche

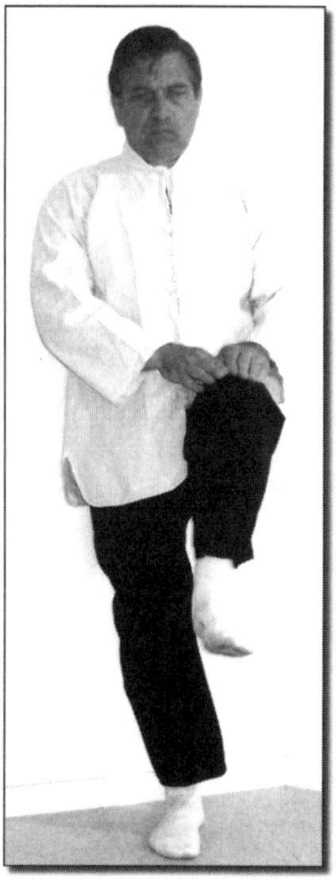

Photo 57 :

Vous êtes debout en équilibre sur votre jambe droite, genou gauche levé, les deux mains au-dessus de la cuisse gauche.

Vous inspirez profondément et lentement.

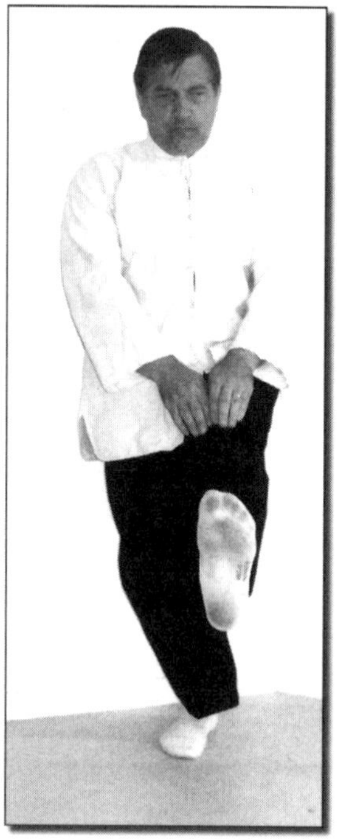

Photo 58 :

Ensuite, tout en expirant lentement, vous poussez lentement votre pied gauche vers le sol, orteils relevés, et en contractant fortement tous les muscles de votre jambe gauche.

Exécutez cela encore deux fois, tout en gardant parfaitement l'équilibre. Puis inversez la position.

A faire 3 fois de suite le premier mois. 6 fois les mois suivants.

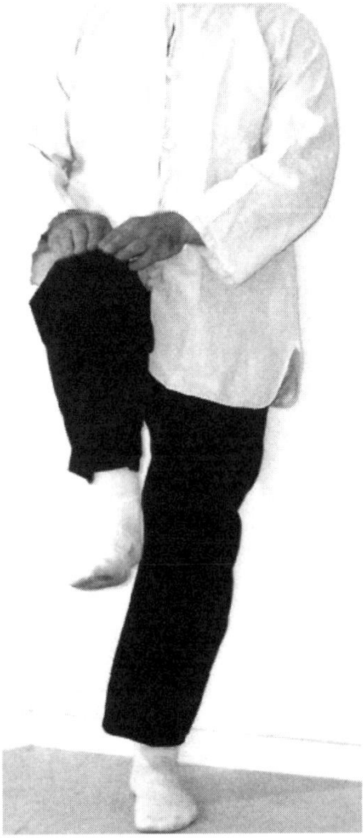

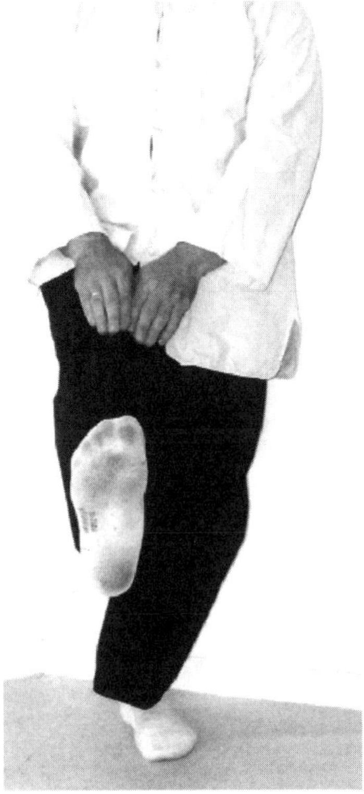

Côté droit

Photo 59 :

Les mains sur les côtés, bras tendus, vous inspirez profondément tout en montant les bras au-dessus de votre tête.

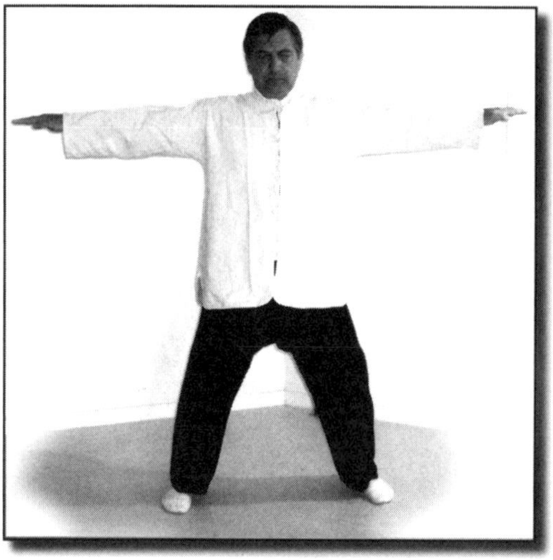

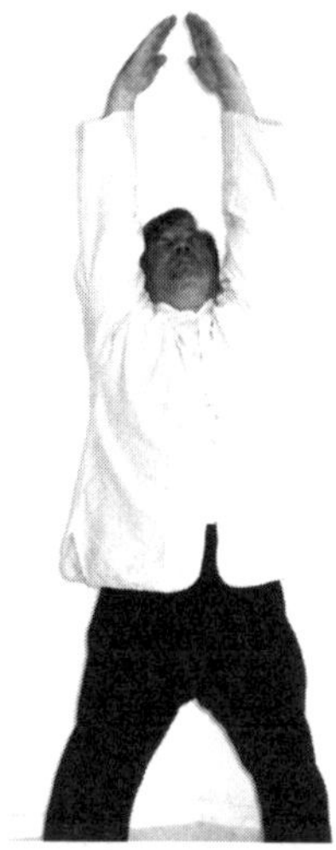

Photo 60 :

Puis descendez rapidement les mains devant vous, bras tendus, la main droite sur la main gauche. Dans cette position expirez lentement tout en contractant tous vos muscles et plus spécialement les abdominaux.

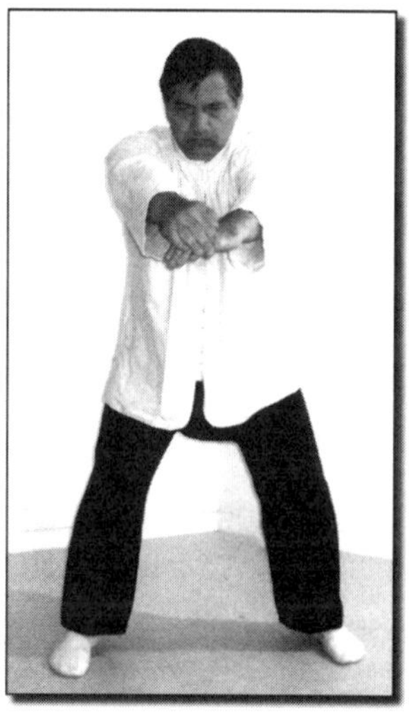

La main gauche remonte pendant que la droite appuie en descendant. Les deux mouvements s'annulent et les mains restent en place.

Inversez la position des mains et recommencez ainsi.

A faire 3 fois de suite et de chaque côté le premier mois. Puis portez le nombre de répétitions à 6 de chaque côté (en alternance) les mois suivants.

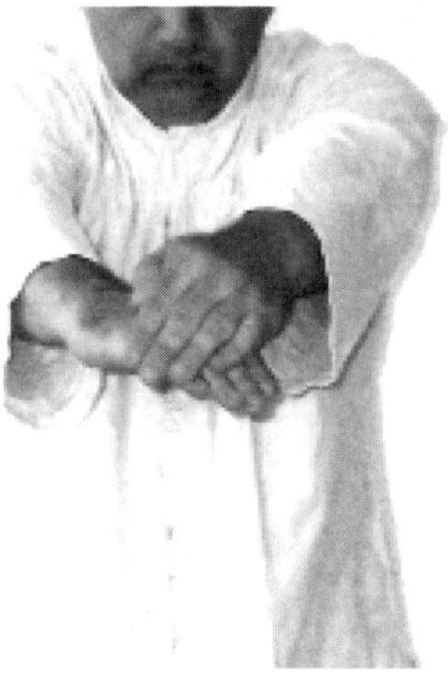

Position des mains inversée

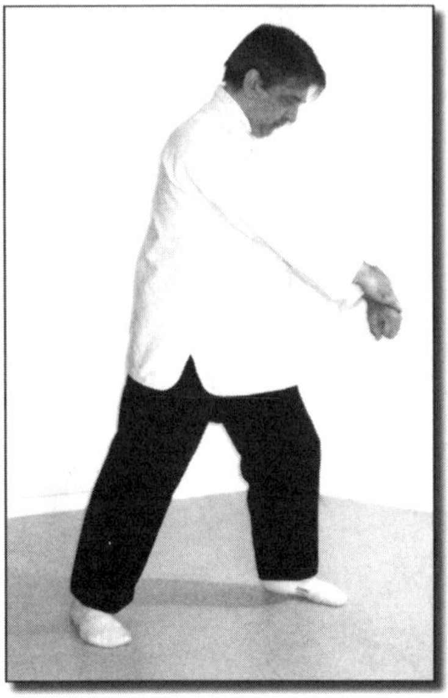

Photo 61 :

Position Gung Bo à gauche.

Bras gauche tendu, poing fermé, main droite posée sur le poing gauche.

Inspirez profondément.

Photo 62 :

Puis, tout en expirant lentement, contractez fortement vos muscles, en remontant lentement le poing gauche, tandis que la main droite y fait obstacle.

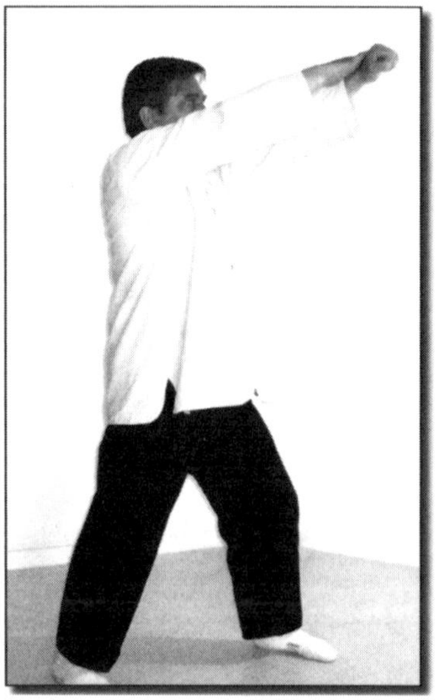

Photos 63 et 64 :

A la fin de l'expiration, inversez les positions.

Exécutez cet exercice 3 fois de chaque côté le premier mois, à chaque séance. 6 fois les mois suivants.

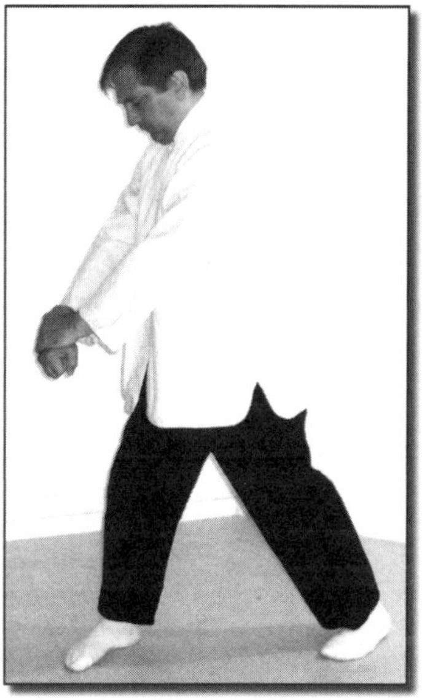

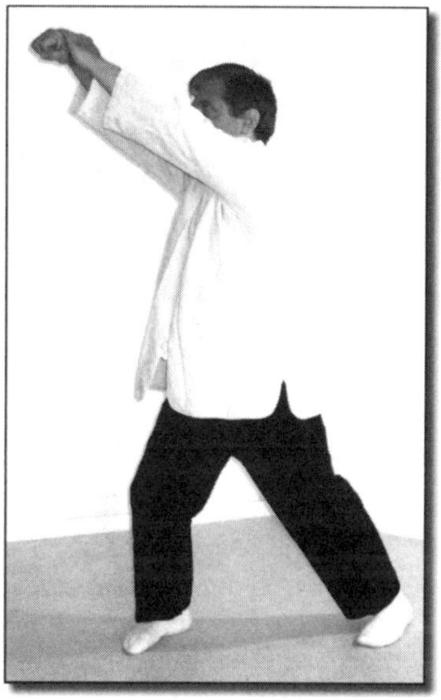

Côté droit

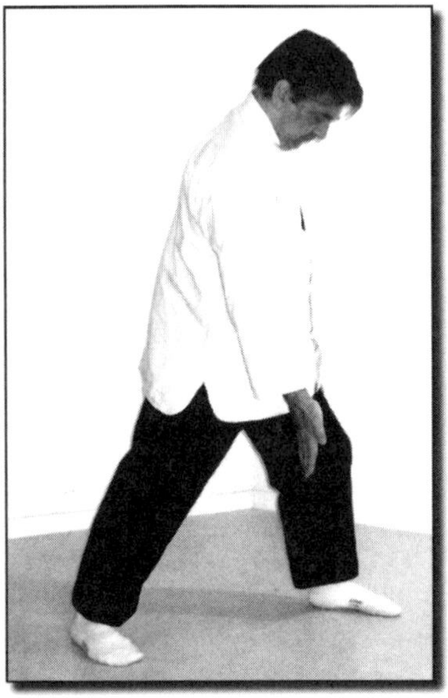

Photo 65 :

Position Gung Bo gauche-bras droit et doigts tendus vers le sol. Inspirez profondément.

Photo 66 :

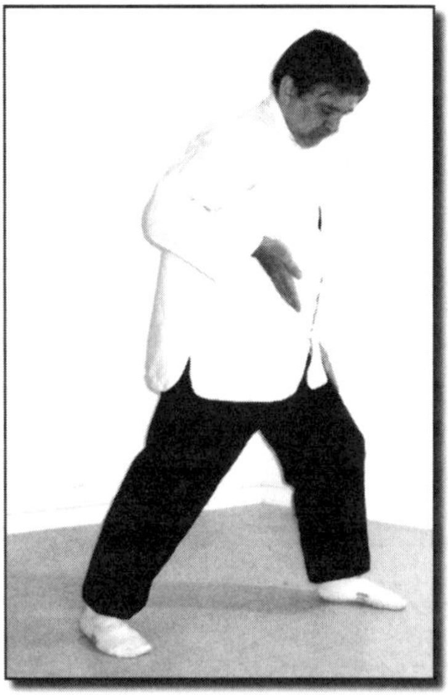

Ensuite, tout en expirant lentement, contractez tous les muscles du bras droit en remontant lentement la main droite à hauteur de votre poitrine jusqu'à la fin de l'expiration.

Faites cela encore deux fois, puis faites la même chose de l'autre côté autant de fois.

Photos 67 et 68 :

A faire 3 fois de suite et de chaque côté le premier mois. Puis portez le nombre de répétitions à 6 de chaque côté les mois suivants.

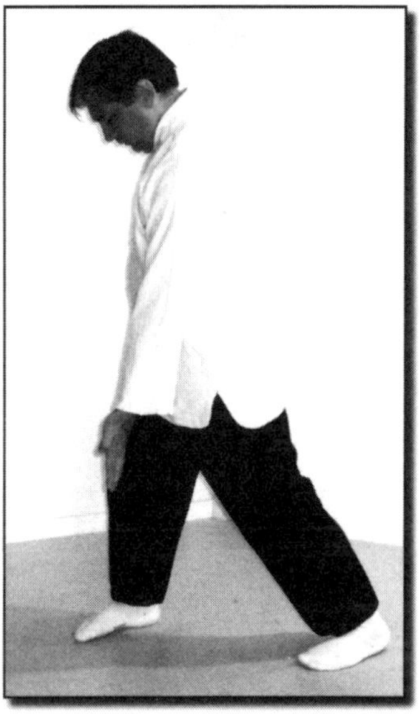

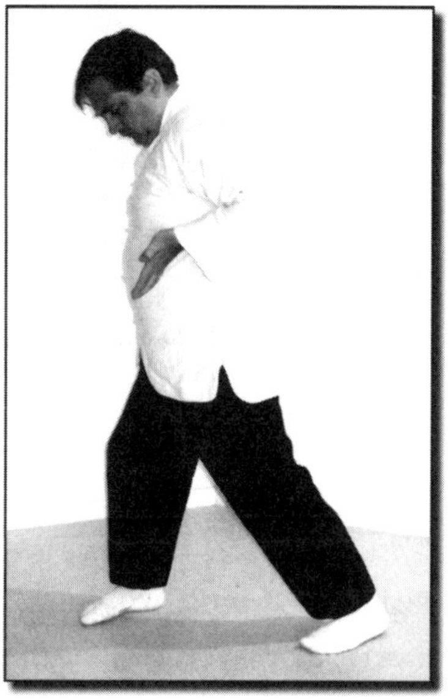

Côté gauche

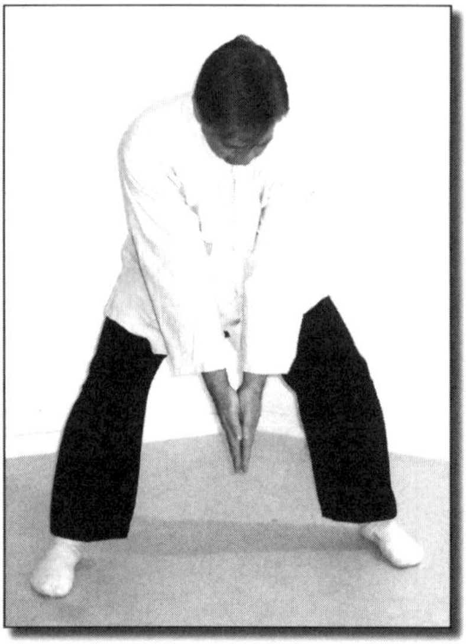

Photo 69 :

En position Ma Bo, bras tendus, les mains posées l'une contre l'autre.

Prenez une profonde inspiration.

Photo 70 :

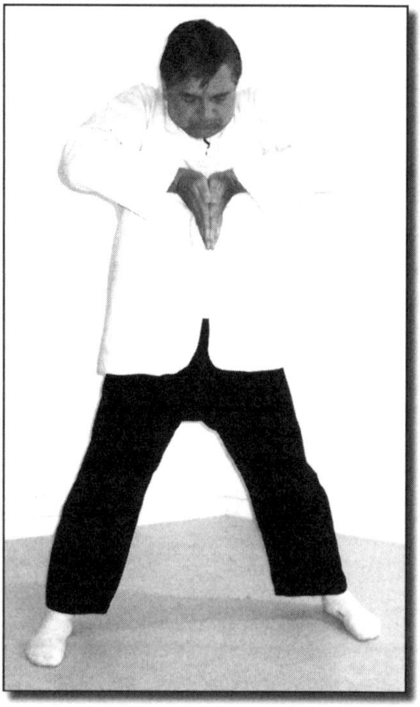

Puis, en expirant lentement, appuyez les mains l'une contre l'autre, tout en contractant les muscles des bras uniquement et en remontant vos mains au niveau de votre poitrine.

Recommencez cet exercice 3 fois en tout à chaque séance le premier mois, et 6 fois les mois suivants.

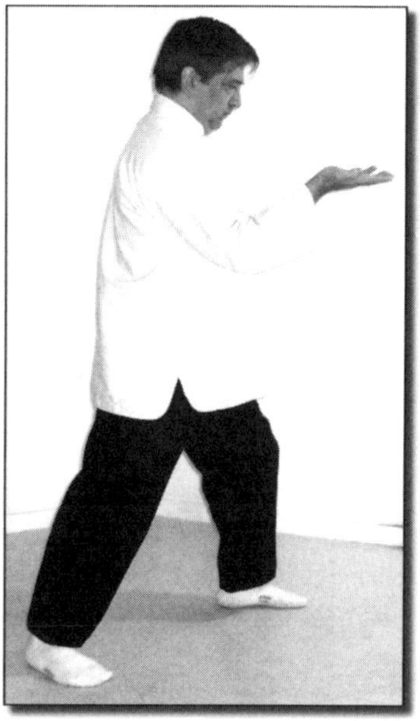

Photo 71 :

Position Gung Bo gauche, bras droit plié, main ouverte à hauteur de votre poitrine.

Prenez une profonde inspiration.

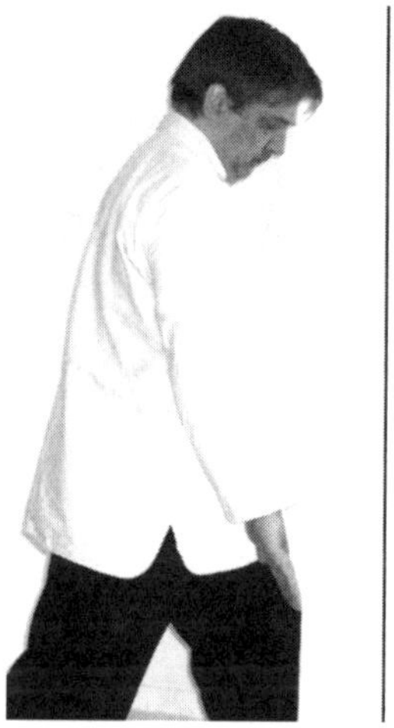

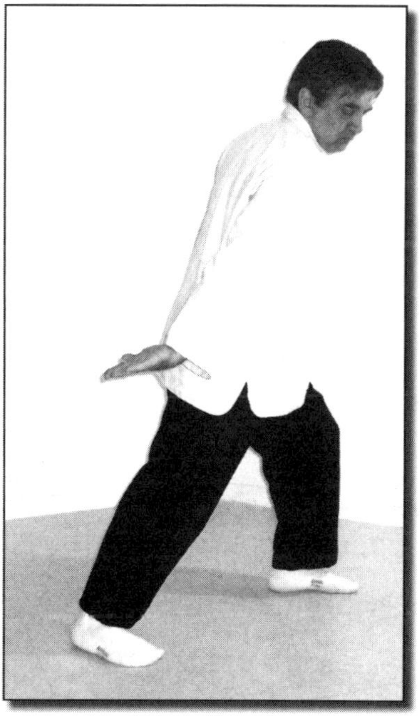

Photos 72 et 73 :

En expirant lentement, contractez fortement les muscles de votre bras droit tout en le dépliant vers l'arrière, main ouverte et paume tournée vers le haut

A la fin de l'expiration, recommencez cela deux fois supplémentaires et exécutez l'exercice de l'autre côté :

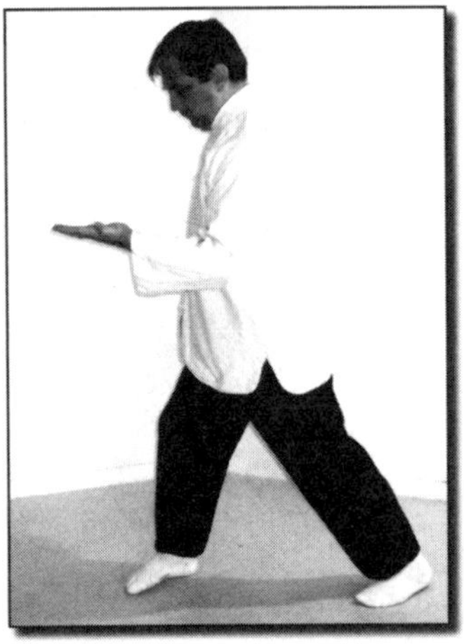

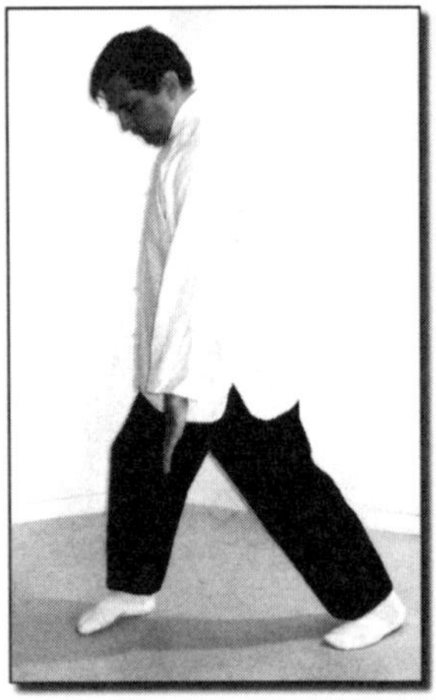

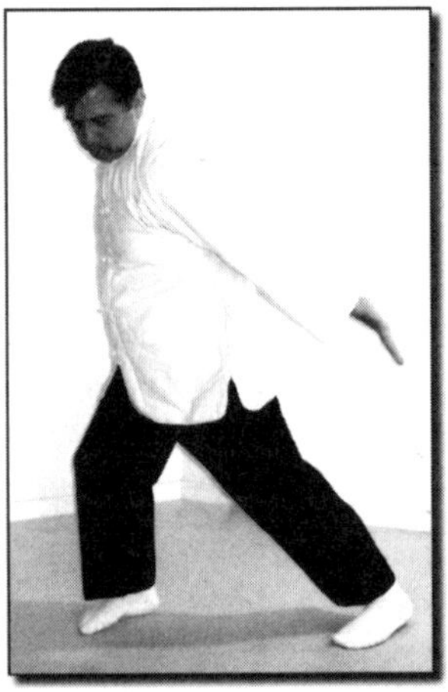

Côté gauche

A faire à chaque séance 3 fois le premier mois, et 6 fois les mois suivants.

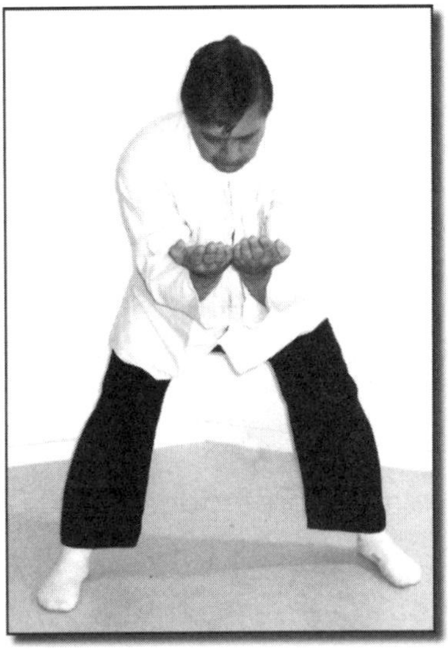

Photo 77 :

Debout, jambes écartées et tendues, les deux mains à hauteur de la poitrine, paumes tournées vers le haut.

Prenez une profonde inspiration.

Photos 78 et 79 :

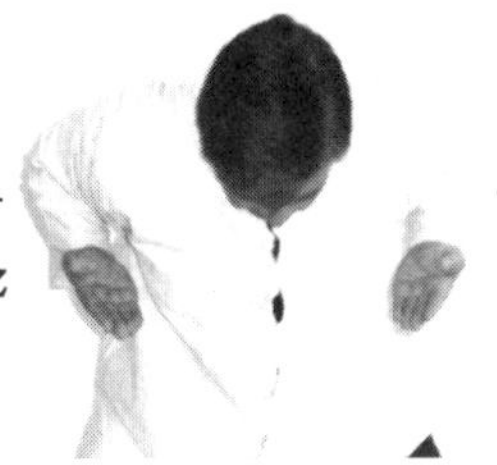

En expirant lentement et en contractant les muscles des bras, poussez vous mains vers l'arrière.

Continuez à expirer et à contracter les muscles des bras, jusqu'à avoir les bras complètement tendus derrière vous, doigts tendus, paumes tournées vers le haut.

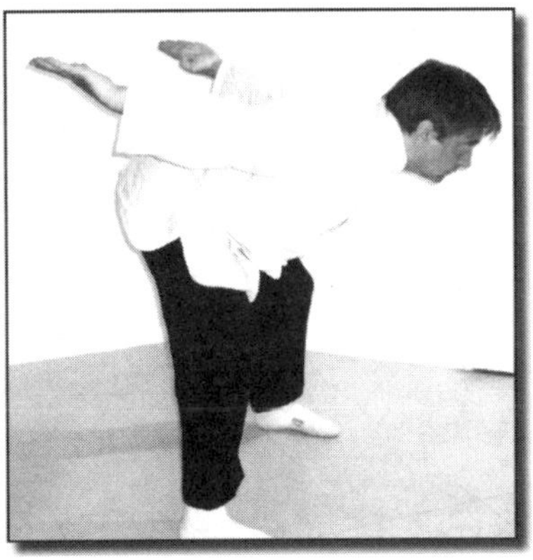

A la fin de l'expiration, revenez en position de départ et recommencez encore deux fois l'exercice.

A exécuter le premier mois : 3 fois dc suite à chaque séance. Les mois suivants : 6 fois de suite.

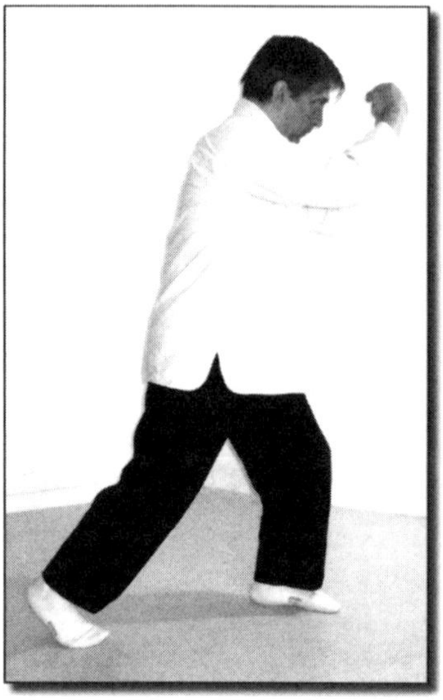

Photo 80 :

Le poids du corps à 80% sur la jambe gauche, le talon du pied droit levé, bras gauche plié, poing fermé, la main droit posée sur le poing gauche.

Prenez une profonde respiration.

Photo 81 :

Puis, en vous penchant légèrement vers l'avant gauche, expirez lentement tout en exerçant une forte pression avec la main droite sur le poing gauche qui résiste, mais qui descend malgré tout jusqu'au niveau de la hanche gauche.

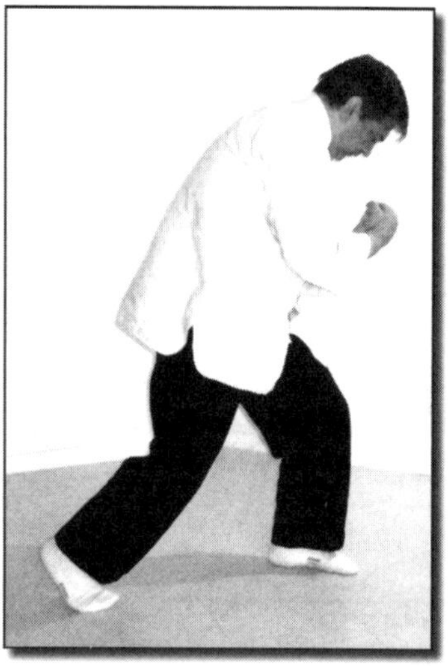

Faites cela trois fois en tout, puis passez à l'autre côté.

Photos 82 et 83 :

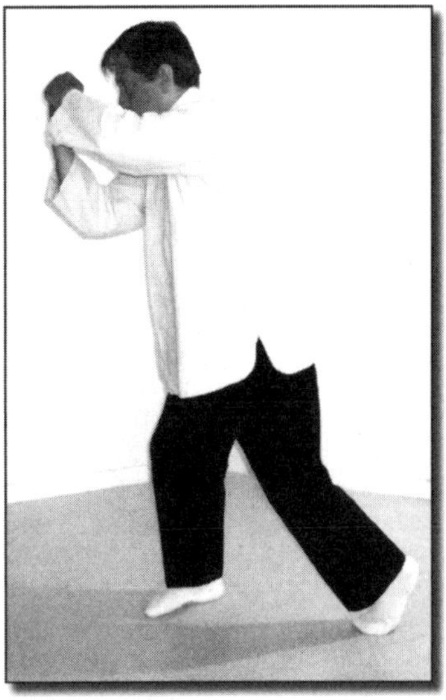

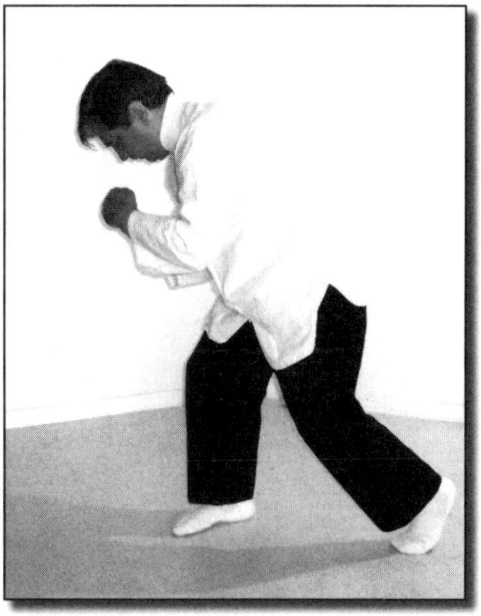

Côté droit

A exécuter 3 fois de suite le premier mois, et 6 fois de suite les mois suivants à chaque séance.

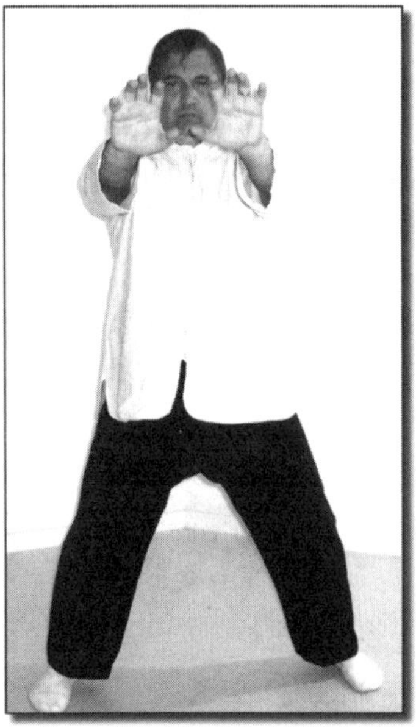

Photo 84 :

Position Ma Bo, bras tendus devant vous, mains ouvertes, doigts écartés les uns des autres. Inspirez profondément.

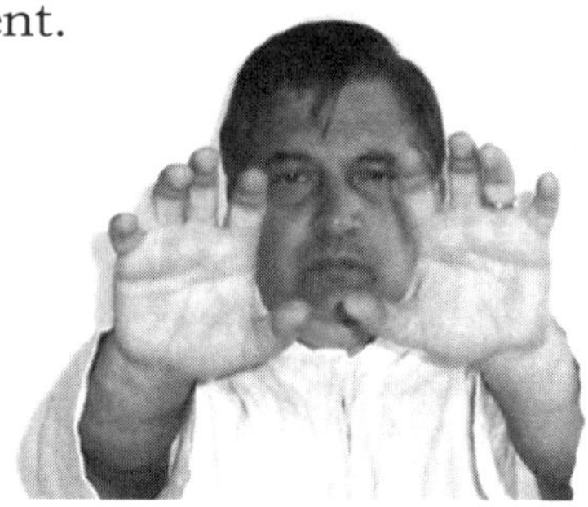

Gros plan

Photo 85 :

Puis, en expirant lentement, en vous baissant sur vos jambes et en vous penchant légèrement en avant, serrez très fortement les poings en forme de griffes. Ne fermez pas totalement les poings, faites comme démontré sur la photo.

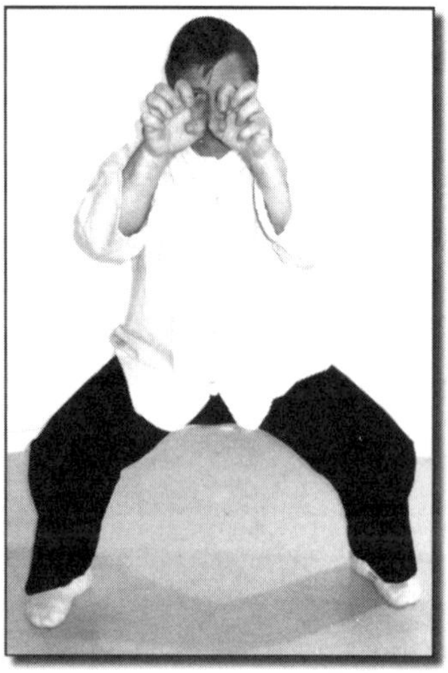

A la fin de l'expiration, recommencez le mouvement. A faire 3 fois de suite le premier mois, et 6 fois de suite les mois suivants à chaque séance.

Photo 86 :

Assis sur le sol, jambes pliées, les bras tendus, coudes posés contre l'intérieur des genoux. Inspirez profondément.

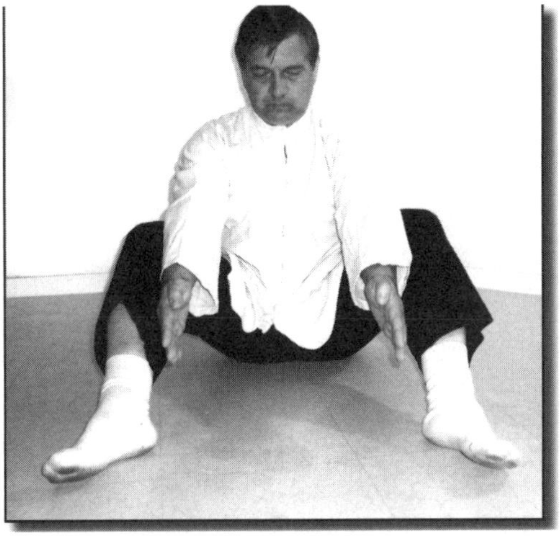

Ensuite, en restant dans la même position, tentez de rapprocher les genoux l'un de l'autre tandis que les bras y font obstacle.

Faites celà tout en expirant lentement. Forcez jusqu'à la fin de l'expiration. Répétez l'exercice 3 fois de suite (6 fois passé le premier mois).

Photo 87 :

Même exercice que précédemment, mais cette fois les bras sont à l'extérieur des genoux et la pression s'effectue vers l'extérieur, les bras exerçant une poussée inverse à celle des genoux.

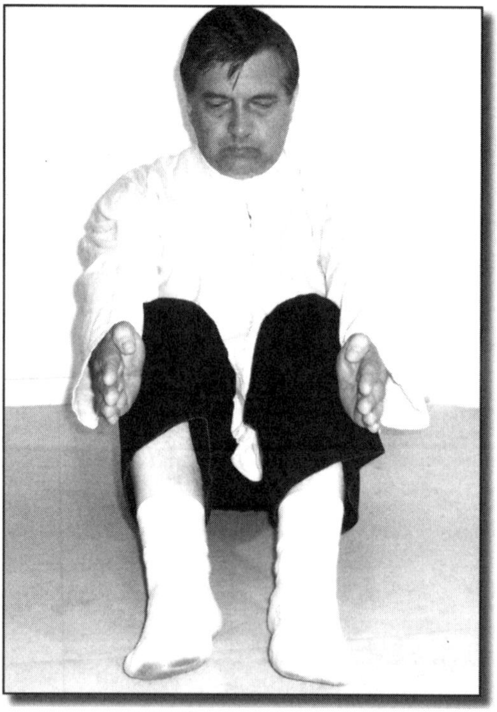

A faire 3 fois le premier mois, et 6 fois de suite les mois suivants.

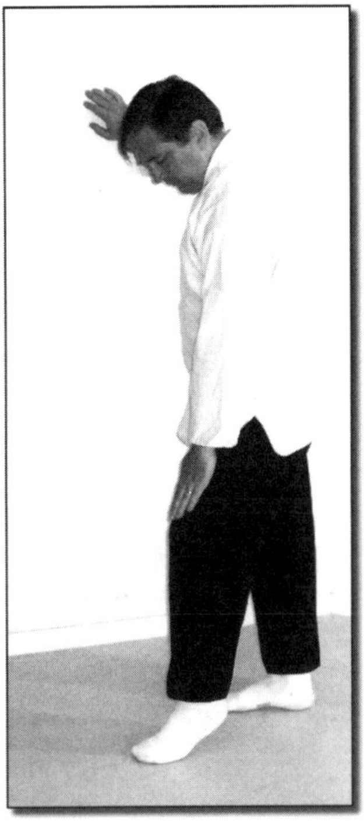

Photo 88 :

Debout sur la jambe droite, main droite appuyée au mur, jambe gauche légèrement pliée. Inspirez profondément, la main gauche posée sur la cuisse près du genou gauche.

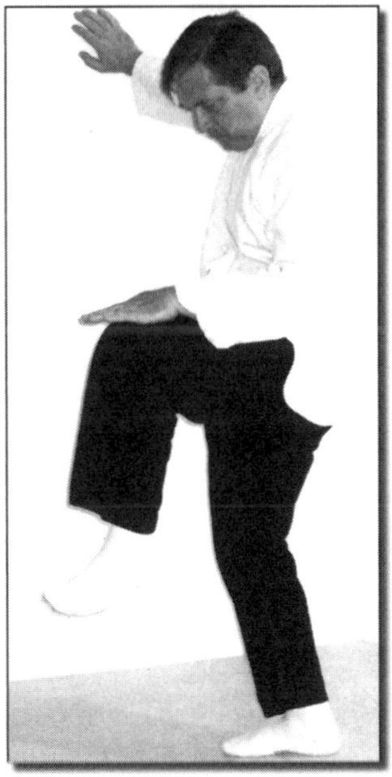

Photo 89 :

Ensuite, tout en expirant lentement, remontez le genou gauche vers votre poitrine, tout en exerçant une forte pression inverse avec votre main gauche.

A la fin de l'expiration, recommencez encore deux fois cet exercice.

Inversez ensuite les positions pour travailler le côté opposé.

Photos 90 et 91:

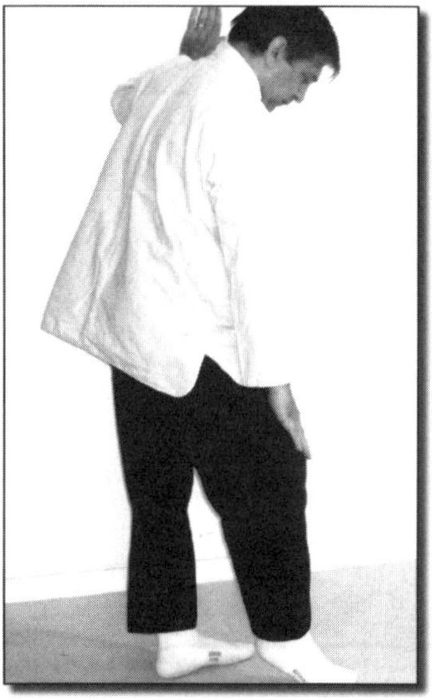

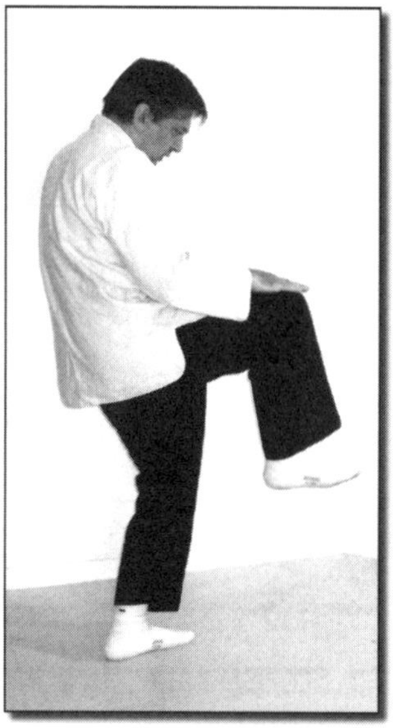

Côté droit

A exécuter 3 fois de suite le premier mois, et 6 fois de suite les mois suivants, de chaque côté et à chaque séance.

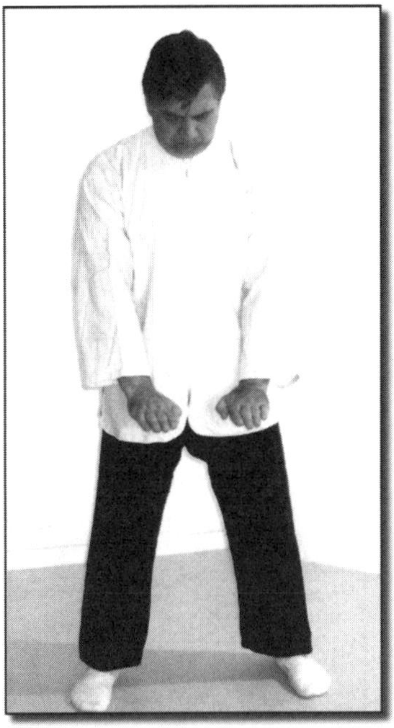

Photo 92 :

Debout, pieds légèrement écartés, mains ouvertes, doigts tendus et serrés.

Photo 93 :

Inspirez lentement, tout en contractant les muscles des bras et en remontant vos mains à hauteur de votre poitrine.

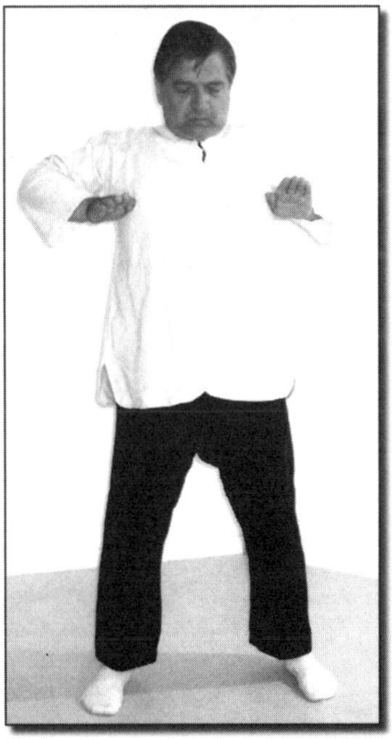

Photo 94 et 95 :

Expirez lentement, tout en gardant les muscles des bras contractés et en poussant les mains vers le sol jusqu'à la fin de l'expiration.

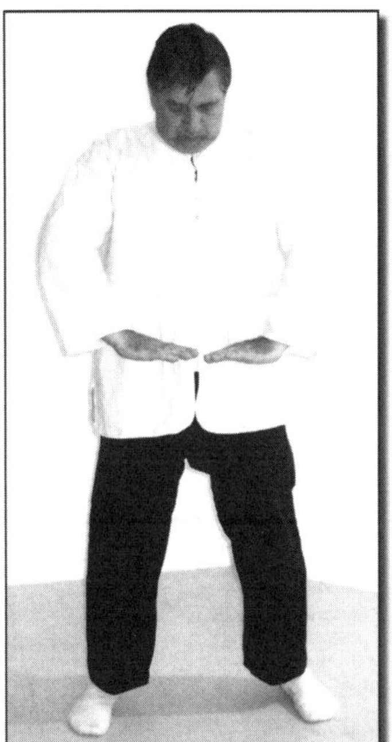

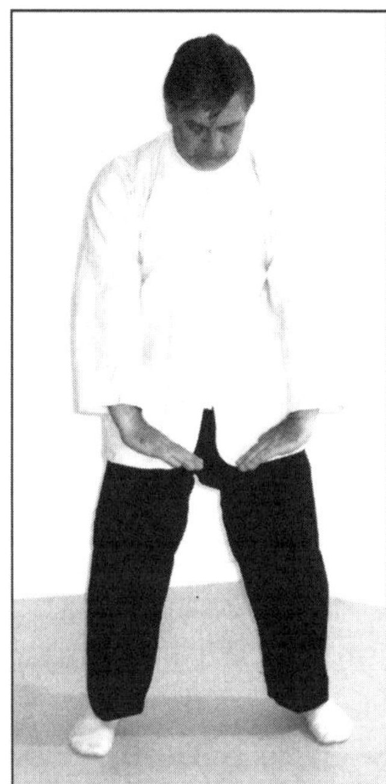

Recommencez cet exercice 3 fois le premier mois, puis 6 fois les mois suivants à chaque séance.

Conclusion

Cet exercice clot votre enchaînement basé sur la technique du Guerrier de Pierre.

Pour espérer obtenir un maximum de résultats grâce à cette technique, il faut que vous pratiquiez l'enchaînement dans sa totalité, tous les jours, pendant un minimum de trois mois.

Ce n'est qu'à cette seule condition que vous obtiendrez les résultats formidables que procure cette technique.

A nouveau, je vous invite à prendre vos mensurations avant de débuter le programme. Si vous le pouvez, faites vous photographier par un proche.

Ceci afin que vous puissiez objectivement mesurer vos progrès au terme des trois premiers mois de pratique. Cela vous motivera d'autant plus pour continuer votre entraînement et atteindre vos objectifs en termes de poids corporel, musculature et/ou puissance physique.

Je vous souhaite bon courage et bonne pratique et espère recevoir bientôt des nouvelles de votre progression. Si vous souhaitez m'écrire n'hésitez pas, l'éditeur me transmettra vos courriers. Vous pouvez également me joindre à danielbraibant@amazing-fitness.com.

Daniel Charles Braibant

Table des matières

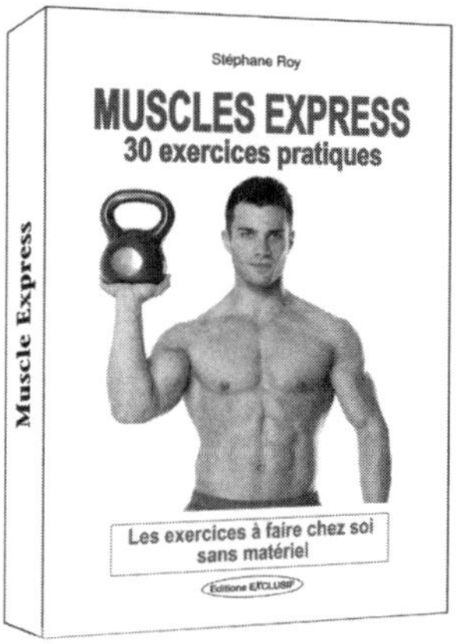

Muscles Express

■ Qui n'a rêvé de posséder une musculature harmonieuse en travaillant seul, chez soi, à l'abri des regards de tous ?

■ C'est ce que vous propose ce livre étonnant dans lequel vous allez découvrir les exercices de musculation détaillés, accompagnés de photos qui permettront aux adeptes d'aller très vite dans leur tâche. Car développer ses muscles n'est pas aussi difficile que beaucoup le pense, le programme très simple et efficace décrit ici, vous le prouvera.

■ Dans ce livre vous trouverez un ensemble d'exercices pratiques pour développer les muscles de votre corps :

- 10 exercices pour muscler vos bras, épaules et pectoraux.
- 5 exercices pour muscler vos abdominaux.
- 5 exercices pour muscler votre dos.
- 5 exercices pour muscler vos fesses.
- 5 exercices pour muscler vos cuisses et vos jambes.

C'est tout et c'est terriblement efficace !

Prix : 18 €

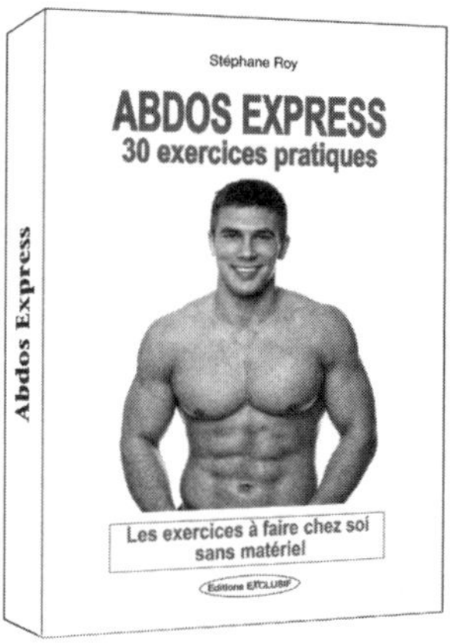

Abdos Express

■ Pour se muscler les abdominaux, il ne suffit pas de longues séances d'entraînement, mais un travail précis de quelques minutes par jour.

■ Le secret est de graduer l'entraînement en s'appuyant sur ce qui a été réalisé chaque semaine. Si vous êtes prêt à consacrer six semaines à ce programme progressif pour les abdos, vous serez stupéfait par les muscles toniques et la taille ferme que vous pourrez enfin exhiber.

■ Dans ce livre, vous trouverez un ensemble d'exercices pratiques pour développer rapidement et durablement vos abdominaux :

- 6 exercices pour échauffer vos muscles.
- 6 exercices pour éliminer les graisses et obtenir un ventre plat.
- 3 Programmes d'exercices pour muscler progressivement vos abdominaux et obtenir les fameuses "tablettes de chocolat".

Et, bien entendu, des conseils nutritionnels utiles vous sont donnés, ainsi qu'un rappel des règles d'hygiène de vie à respecter.

Prix : 18 €